SCHLAF IST DIE BESTE MEDIZIN

DR. CHRISTIAN BENEDICT
MIT MINNA TUNBERGER

SCHLAF IST DIE BESTE MEDIZIN

Schlau, schlank und gesund über Nacht – Schlafexperte Dr. Christian Benedict erklärt, wie es geht!

ÜBERSETZT AUS DEM SCHWEDISCHEN
VON MELANIE SCHIRDEWAHN

Eden
BOOKS

INHALT

Für Johan Hansson (1964–2018)

SCHLAFEN LIEGT IM TREND

Wer hat sie nicht mitbekommen, die große Gesundheitswelle, die uns schon seit Jahrzehnten überspült? Plötzlich reichte es nicht mehr aus, an einem Zehn-Kilometer-Lauf teilzunehmen, nein, es musste gleich ein ganzer Marathon sein. Dem Safttrend vor ein paar Jahren konnte sich auch kaum jemand entziehen. Jedes erdenkliche Obst und Gemüse wurde munter in den Entsafter gestopft oder im Mixer zu Smoothies verarbeitet.

Und jetzt ist der Schlaf an der Reihe. Die Zeit, in der es als cool galt, der Karriere zuliebe bis tief in die Nacht vor dem Computer zu sitzen oder bis in die Morgenstunden Party zu machen, ist anscheinend vorbei. Und wir sagen: Gut so! Denn der Schlaf ist unser bester Freund und kann uns ein besseres Leben mit mehr Wohlbefinden schenken. Sport und gutes Essen in allen Ehren, doch auf einen stabilen Schlaf-wach-Rhythmus und erholsamen Schlaf zu achten, ist der erste und wichtigste Schritt zu einem gesunden Leben.

Wir haben dieses Buch geschrieben, um alle interessanten und neuen Fakten, die wir zum Thema Schlaf kennen, mit unseren Lesern zu teilen. Allein während wir an diesem Buch arbeiteten, wurden weltweit zig neue Studien über den Schlaf veröffentlicht. Schlaf ist ein interdisziplinärer Forschungsbereich, der immer weiter wächst und an dem zunehmend mehr Forscher beteiligt sind. Zum Beispiel auch die drei Amerikaner Jeffrey Hall, Michael Rosbash und Michael Young, die 2017 für das Entschlüsseln unserer inneren Uhr den Nobelpreis für Physiologie oder Medizin erhielten. In diesem Zusammenhang fanden sie auch heraus, was genau unseren Schlaf-wach-Rhythmus steuert.

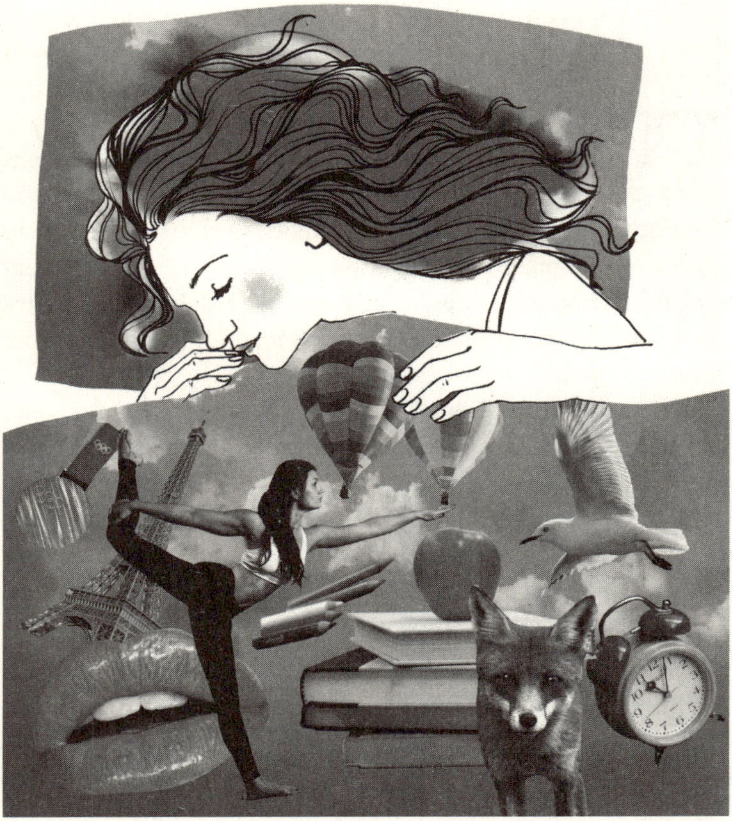

Guter Schlaf hat fantastische Eigenschaften. Er hält uns gesund und munter und kann sogar Krankheiten wie Altersdiabetes, Übergewicht, Demenz und Depressionen vorbeugen. Schlafen macht auch schlauer. Wer gut schläft, verbessert Gedächtnis, Konzentrationsfähigkeit und kreatives Denken und ist somit auch in Schule und Beruf erfolgreicher. Manchmal findet man im Schlaf sogar Lösungen für Probleme, nach denen man tagsüber vergeblich gesucht hat. Nicht umsonst heißt es ja, man solle über gewisse Dinge erst einmal schlafen! Und noch etwas: Wenn man gut geschlafen hat, kann man auch die eigenen Gefühle und die der Mitmenschen besser verstehen und einordnen – man wird schlicht empathischer.

Das Beste am Schlaf aber ist: Er kostet nichts! Er kostet auch keine Zeit, denn die Zeit, die man verschläft, erhält man am nächsten Tag tausendfach in Form von gesteigerter Leistungsfähigkeit zurück. Schlaf ist zudem leicht zugänglich. Man braucht kein teures Fitnessstudio oder ein Resort auf den Malediven. Es reicht vollkommen aus, abends ins eigene bequeme Bett zu kriechen, die Augen zu schließen und sich ins Reich der Träume zu begeben.

Wir möchten Ihnen mit diesem Buch eine positive Einstellung zum Schlaf vermitteln. Sehen Sie ihn als Geschenk und nicht als eine Last oder gar etwas Angsteinflößendes. Gerade wenn Sie unter Schlafstörungen leiden, ist eine positive Einstellung wichtig, damit Sie auch einer schlechten Nacht noch einige erholsame Momente abtrotzen können. Und noch etwas sollte man wissen: Schlaf ist für unseren Körper eigentlich ein 24-Stunden-Job, der sich nicht nur auf die Zeit bezieht, die man schlummernd im Bett verbringt. Die Vorbereitung auf den Schlaf beginnt schon morgens, wenn wir die Augen öffnen, die Sonnenstrahlen unsere Netzhaut erreichen und unserer inneren Uhr signalisieren, dass der Tag beginnt.

Denn unser Schlaf-wach-Rhythmus wird stark vom Tageslicht und der Außentemperatur beeinflusst. Aber auch was und wann wir essen und trinken oder zu welchen Zeiten wir Sport treiben, spielt eine Rolle. Wenn man also in den Stunden des Wachseins auf eine gute Schlafhygiene achtet, indem man bereits morgens Tageslicht tankt, im Hellen Sport treibt, abends kleinere Portionen isst und das Handy häufiger mal zur Seite legt, sollte man nachts besser schlafen. Der Schlaf ist gewissermaßen ein Spiegel dessen, was man im Wachzustand tut.

Wir heißen Sie herzlich willkommen in der interessanten, aufregenden Welt des Schlafs und hoffen, dass sie Sie genauso in ihren Bann ziehen wird wie uns!

Christian Benedict, Schlafforscher an der Universität Uppsala
Minna Tunberger, Journalistin und Autorin

TEIL 1

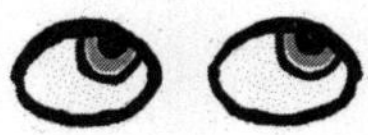

DAS MACHEN WIR IM SCHLAF!

WAS IST SCHLAF? UND WARUM SCHLAFEN WIR?

Sie stehen im Badezimmer, putzen sich vor dem Schlafengehen die Zähne und denken über den vergangenen Tag nach. Bei der Arbeit quälen Sie sich gerade mit einem schwierigen Projekt herum. Die Kinder, die jetzt friedlich in ihren Betten schlummern, mussten am Nachmittag noch zum Fußballtraining gefahren werden, hatten danach aber noch immer genug Energie für eine wilde Kissenschlacht. Sie stellen den Wecker, kuscheln sich in Ihr Bett, schließen die Augen, doch das Gedankenkarussell im Kopf dreht sich weiter: Morgen findet nach dem Lunch ein wichtiges Meeting statt, aber die Powerpoint-Präsentation dafür ist noch nicht fertig. Dann ist da noch das Mittagessen mit der alten Freundin – das wird schön! Wie es ihr und ihrem Sohn wohl geht? Wie war das noch ... sollte er nicht eine Brille bekommen? ... Langsam verschwimmen die Gedanken, und Sie versinken in einer Art Nebel. Sie sind wach, aber irgendwie auch nicht. Sie wissen, dass Sie im Bett liegen, doch der Kopf ist schon ganz woanders. Dann wird es still. Sie sind wie abgekoppelt vom Raum und dem Bett, in dem Sie liegen. Plötzlich sind Sie mit der ganzen Familie am Strand. Es ist Hochsommer und eine alte Lehrerin, die Sie schon seit der Kindheit nicht mehr gesehen haben, ist auch mit dabei. Sie tanzt mit Ihnen und lobt Sie für Ihre guten Matheleistungen. Gemeinsam tanzen Sie in Ihr Elternhaus hinein, doch mit einem Mal ist die Lehrerin verschwunden, und Sie tanzen stattdessen mit einem Arbeitskollegen, den Sie nicht sonderlich mögen. Sie schreien ihn wütend an, weil er Sie kürzlich vor allen bloßgestellt hat. »Mama, Mama, wach auf!«

Es dauert eine Weile, bis Sie von Ihrem Elternhaus und dem Kollegen wieder im Schlafzimmer angekommen sind, und Sie begreifen, dass es Ihre Tochter ist, die Sie ruft und zu Ihnen ins Bett kriechen möchte – und nicht der gehässige Kollege.

Etwas Vergleichbares hat sicher jeder und jede schon einmal erlebt. Man geht vom Wachzustand in eine völlig andere Welt über. Man reist durch Raum und Zeit und wird jäh wieder in die Realität zurückgeholt. Wenn man so darüber nachdenkt, ist Schlaf wirklich ein merkwürdiges Phänomen. Gerade ist man noch ganz im Hier und Jetzt, und im nächsten Augenblick befindet man sich in einem Zustand, in dem das Bewusstsein mehr oder weniger ausgeschaltet ist. Kein Wunder, dass manche Kleinkinder Angst vor dem Einschlafen haben – schließlich verlieren sie im Schlaf die Kontrolle über ihr Leben! Mit der Zeit wird diese fremde, unwirkliche Welt des Schlafs jedoch zur Normalität, und die Angst verschwindet.

Doch was ist Schlaf eigentlich – dieser Zustand, den jeder kennt, der ein wichtiger Teil unseres Lebens ist, den aber nur wenige beschreiben oder erklären können?

Um den Schlaf zu verstehen, hilft es, zuerst einmal seinen Gegenpol, das Wachsein, genauer unter die Lupe zu nehmen. Wenn man morgens aufwacht, öffnet man das Tor zur bewussten Welt: Man sieht, fühlt, riecht und hört alles, was um einen herum vor sich geht. Man isst, wenn man Hunger hat, und man sucht Gesellschaft, wenn man sich allein fühlt. Im Wachzustand werden Körper und Gehirn pausenlos mit neuen Eindrücken und Situationen konfrontiert. Da ist zum Beispiel das Bild mit den schrillen Farben an der Wand, das die Aufmerksamkeit unseres Gehirns auf sich zieht. Oder da sind die bedrückenden Nachrichten im Radio oder Fernsehen, die uns noch Stunden später beschäftigen. Aber auch unser Körper ist während des Wachseins vielen neuen Reizen ausgesetzt. Das können beispielsweise Viren oder Bakterien sein, die durch einen Händedruck oder durch die Zunge unseres Hundes, der uns über das Gesicht schleckt, auf den eigenen Körper übertragen werden und unser Immunsystem herausfordern. Wenn man wach ist, sammelt man unweigerlich Informationen, ob man will oder nicht. Und das Gehirn

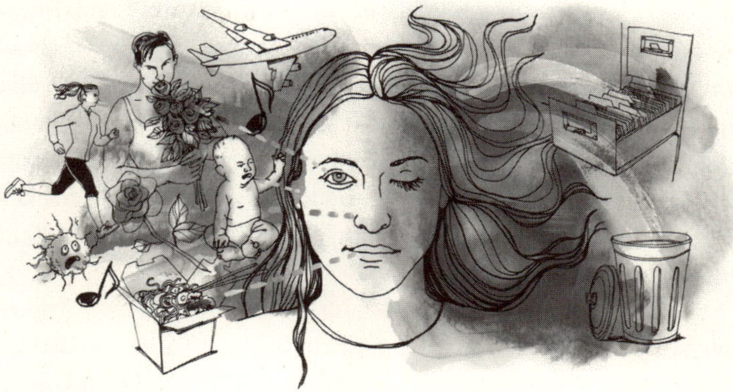

interpretiert all diese Eindrücke und interagiert mit der Umwelt. Bewegt man sich dann aus diesem bewussten Zustand langsam in die unbewusste Welt des Schlafs hinein, verringert sich die Fähigkeit, Informationen zu sammeln. Man durchläuft verschiedene Schlafphasen, die teilweise von kurzen wachen, bewussten Momenten unterbrochen sind.

Doch warum ist das so? Warum leben wir während der 24 Stunden des Tages in zwei derart verschiedenen Welten? Die Antwort ist einfach: In den Stunden des Schlafs kann sich das Gehirn von den vielen wachen Stunden erholen. Denn es braucht Zeit, um all die Informationen zu sortieren, die während des Tages unentwegt auf es einprasseln. Wie auf der Festplatte eines Computers werden im Gehirn alle Informationen gespeichert, die es als wichtig erachtet – wie etwa der Inhalt der Powerpoint-Präsentation, die Sie am nächsten Tag halten wollen, oder das Rezept für den köstlichen Schokoladenkuchen, den Sie gestern bei einer Freundin gegessen haben. Unwichtige Informationen hingegen, zum Beispiel was Sie heute Morgen in den Mülleimer geworfen oder wo Sie beim Nachhausekommen Ihre Jacke abgelegt haben, werden aussortiert und von der Festplatte gelöscht. Weg mit überflüssigem Wissensmüll! Das Gehirn braucht Platz für die neuen Eindrücke des kommenden Tages, sonst besteht die Gefahr, dass die Festplatte vor lauter Überlastung abstürzt. Was uns das Wachsein kostet, bezahlen wir also mit Schlaf. Oder anders ausgedrückt: Wer wach sein will, muss schlafen. Aufgrund der vielen Informationen, die man im Laufe des Tages aufnimmt, ist die Energie des Gehirns am Ende des Tages aufgebraucht. Übrig bleiben Rückstände, Abfallstoffe, die entsorgt werden müssen.

Während man schläft, findet im Gehirn ein Reinigungsprozess statt. Abfallstoffe werden in großer Menge abtransportiert. Wenn man nicht ausreichend schläft und der Müll deshalb nicht entfernt werden kann, altert das Gehirn schneller und ist anfälliger für Schädigungen. Auf lange Sicht kann die Verbindung zwischen wichtigen Nervenzellen beschädigt werden, was zu Gedächtnisstörungen und im schlimmsten Fall zu einer Demenzerkrankung führen kann.

Wer wach sein will, muss schlafen.

Doch nicht nur das Gehirn kann sich im Schlaf erholen. Auch für den restlichen Körper ist die Regeneration im Schlaf essenziell, zum Beispiel damit der Verdauungstrakt oder das Herz-Kreislauf-System tagsüber reibungslos funktionieren können. Während des Tages verbrennt der Körper viel Energie, denn die Energiefabriken der Zellen arbeiten auf Hochtouren. Im Schlaf aber kann das Gewebe eine Pause einlegen, die Zellen können regenerieren und bei Bedarf repariert werden.

Während der Nachtruhe schüttet der Körper zudem viel Melatonin aus, ein Hormon, das, wie Studien zeigten, falsch programmierte Zellen aufspüren kann. Vielleicht könnte dies erklären, warum Schlafen das Risiko für bestimmte Krebsarten minimieren kann. Im Schlaf ist der Körper zudem in weit geringerem Maße schädlichen Bakterien oder Viren ausgesetzt als im Wachzustand.

In dieser Zeit kann das Immunsystem seine Arbeit ganz ungestört verrichten und dafür sorgen, dass wir gesund bleiben. Mehr darüber, wie der Schlaf unser Gehirn und unseren Körper beeinflusst, erfahren Sie in den Kapiteln 2 und 3.

WIE VIEL SCHLAF BRAUCHEN WIR EIGENTLICH?

Im Rahmen von Studien, die untersuchten, wie viele Stunden die Menschen schliefen und welche Krankheiten unter den Testpersonen verbreitet waren, fanden Forscher heraus, dass bei Erwachsenen, die ein Schlafpensum von sieben bis neun Stunden absolvierten, der Krankenstand am niedrigsten war. Bei Jugendlichen war dies bei mindestens acht Stunden, bei Kindern bei mindestens neun Stunden und bei Kleinkindern bei etwa elf Stunden Schlaf der Fall. Tatsächlich brauchen die meisten Menschen sieben bis neun Stunden Schlaf. Allerdings muss man bedenken, dass sich die Ergebnisse der Studien auf Gruppen bezogen – auf individueller Ebene kann natürlich alles ganz anders aussehen. Manchen Menschen reichen bereits sechs Stunden oder weniger, ohne dass dies für sie irgendwelche gesundheitlichen Folgen hätte. Sie scheinen prima mit wenig Schlaf auszukommen, was vielleicht in ihren Genen begründet liegt. Wenn die Kurzschläfer dann aber von Gesellschaft und Medien eingebläut bekommen, dass ein Schlafpensum von sieben bis neun Stunden das Maß aller Dinge und alles andere ungesund sei, macht sich bei ihnen Unsicherheit breit. Und so mancher glaubt schließlich, an Schlafstörungen zu leiden, obwohl das überhaupt nicht der Fall ist! Zudem sind manche Menschen schlicht und einfach mit einer sehr hohen Schlafqualität gesegnet. Sie wachen nachts kaum auf und haben einen besonders hochwertigen Tiefschlaf. Vermutlich brauchen sie deshalb weniger Schlaf als der Durchschnitt – die Schlafqualität ist nämlich entscheidend für den reibungslosen Ablauf von Gehirnfunktionen und Immunsystem und damit ein ausschlaggebender Faktor für gute Gesundheit. Wer nur einen leichten Schlaf hat und oft aufwacht, muss dieses Manko deshalb mit einem höheren Schlafpensum kompensieren.

Man sollte sich also lieber den Bedarf jedes und jeder Einzelnen anschauen, anstatt allgemeine Richtlinien darüber aufzustellen, wie viel Schlaf »normal« ist. Den eigenen Schlafbedarf kann man übrigens selbst testen – am besten im Urlaub, wenn man nicht gezwungen ist, früh aufzustehen. Schlafen Sie einfach mal, ohne den Wecker zu stellen, mehrere Tage lang richtig aus. Sie werden sehen, dass Ihr Körper sich die Stunden nimmt, die er braucht (es sei denn, Sie leiden an einer Erkrankung, die Sie übermäßig lang schlafen lässt). Führen Sie am besten ein Schlaf-Tagebuch, in das Sie eintragen, wie viele Stunden Schlaf Sie benötigen (für Eltern von Kleinkindern könnte das natürlich etwas schwierig werden ...). Es reicht auch nicht aus, das Tagebuch nur über ein Wochenende zu führen, da wir an diesen Tagen oft den Schlafmangel aus vorherigen Nächten mit langem Schlafen kompensieren.

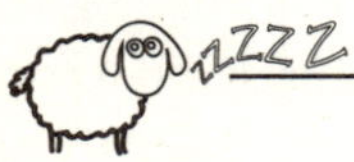

DEUTSCHLAND, DAS LAND DER SCHLAFLOSEN

Eine Umfrage, die im Jahr 2013 veröffentlich wurde, brachte folgende schlaflose Fakten ans Tageslicht:

- 36 % der Deutschen schlafen an Werktagen weniger als sieben Stunden.
- 44 % der Deutschen halten mindestens einmal pro Tag ein Nickerchen.
- 66 % der Deutschen geben an, dass unzureichender Schlaf ihre Laune negativ beeinflusst.
- 53 % der Deutschen finden, dass unzureichender Schlaf ihre Arbeit negativ beeinflusst.

KANN MAN SCHLAF NACHHOLEN?

Apropos Schlafdefizit ausgleichen – dieses Thema wurde im Frühjahr 2018 nach der Veröffentlichung einer schwedischen Studie im *Journal of Sleep Research* heiß diskutiert. Diese Studie ergab, dass Menschen, die unter der Woche weniger als die empfohlenen sieben bis neun Stunden schliefen, dies jedoch am Wochenende nachholten, verglichen mit denen, die das empfohlene Schlafpensum absolvierten, kein erhöhtes Sterberisiko aufwiesen. Wenn der Körper im Laufe der Woche zu wenig Schlaf bekommt, kann er dies an Tagen, an denen man ausschlafen kann, kompensieren. Wer also in einer stressigen Woche viel zu wenig schläft, kann den schwedischen Forschern zufolge den Schlaf einfach am Wochenende nachholen und das Schlafdefizit somit ausgleichen.

Heißt das nun im Umkehrschluss, dass es vollkommen ungefährlich ist, einige Tage zu wenig zu schlafen, wenn man im Anschluss daran richtig ausschlafen kann? Schadet es dem Gehirn, dem Körper und dem Immunsystem also doch nicht? So einfach ist es leider nicht. Zwar kann man Schlaf kurzfristig nachholen und gewisse durch Schlafmangel entstandene negative Prozesse rückgängig machen, wie zum Beispiel einen verschlechterten Glukosestoffwechsel. Aber wenn die neue Arbeitswoche beginnt und wir erneut zu wenig schlafen, zeigen Studien, dass die unerwünschten Effekte des Schlafverlusts auf den Glukosestoffwechsel rasch wiederkehren. Ebenso verhält es sich mit wichtigen kognitiven Funktionen wie beispielsweise der Reaktionsfähigkeit. Hat man ein Schlafdefizit aufgebaut, benötigt man mehrere Nächte mit gutem Schlaf, um den reibungslosen Ablauf dieser Funktionen wiederherzustellen. Es können sogar nach kurzen Perioden des Schlafentzugs epigenetische Veränderungen in unserem Erbgut auftreten (also wichtige Abläufe in unseren Körperzellen direkt verändert werden). Solche Veränderungen betreffen auch den Stoffwechsel. Christian Benedict und seine Kollegen konnten im Schlaflabor erstmals einen solchen Zusammenhang nachweisen. Nach Entnahme von Muskel- und Fettgewebsproben konnten die Forscher nach nur einer Nacht mit Schlafentzug epigenetische Veränderungen in Genen beobachten, die für die Neubildung von sogenannten Uhren-Proteinen verantwortlich sind. Diese Uhren-Proteine steuern im Einklang mit dem Schlaf-wach-Rythmus den Stoffwechsel und viele andere Funktionen unserer Körperzellen. Wenn wir unzureichend schlafen, scheint die Produktion der Uhren-Proteine nicht mehr perfekt an unseren 24-Stunden-Rhythmus angepasst zu sein. Dies kann zu Störungen im Stoffwechsel führen und Erkrankungen wie Fettleibigkeit und Altersdiabetes begünstigen.

Darüber hinaus muss man jedoch bedenken, dass die schwedische Studie, die im *Journal of Sleep Research* veröffentlicht wurde, lediglich untersucht hat, ob Wochenendschlaf die Mortalität (also die Sterblichkeit) herabsetzt. Der Effekt des Wochenendschlafes auf die Morbidität (die Krankheitshäufigkeit in Bezug auf bestimmte Bevölkerungsgruppen) wurde darin nicht analysiert. Aufgrund der fortschrittlichen medizinischen Versorgung kann man heutzutage aber mit vielen Krankheiten sehr lange leben. Also: Auch wenn man nicht Gefahr läuft, früher zu sterben, wenn man unter der Woche wenig, am Wochenende aber viel schläft, nimmt das Risiko, zu erkranken, wie durch zahlreiche andere Studien gezeigt werden konnte, zu, und die Lebensqualität verschlechtert sich.

SCHMERZ – EIN SCHLAFRÄUBER!

Menschen, die aufgrund einer Erkrankung oder aus anderen Gründen an Schmerzen leiden, schlafen genau deshalb schlecht. Gleichzeitig verstärkt Schlafentzug das Schmerzempfinden – ein Teufelskreis, der chronisch werden und zur Abhängigkeit von Schmerz- und Schlafmitteln führen kann. Amerikanische Forscher untersuchten an 24 Studenten, was passierte, wenn sie unangenehme Hitzeeinwirkungen an den Beinen über sich ergehen ließen. Hatten die Studenten wenig geschlafen, verspürten sie schon bei geringer Hitze Schmerzen. Doch warum verstärkt Schlafmangel das Schmerzempfinden? Wie die Studie zeigte, verstärkte Schlafverlust nicht nur die Aktivität von Regionen im Gehirn, die für die Schmerzwahrnehmung eine Rolle spielen, sondern reduzierte auch die Aktivität von Zentren im Gehirn, die Schmerzen dämpfen können.

Ein Schlafdefizit kann jedoch nicht nur langfristige, sondern auch ganz unmittelbare negative Folgen haben. Zum Beispiel indem man in der Schule oder bei der Arbeit am nächsten Tag weniger leistungsfähig ist. Denn wer zu wenig schläft, kann sich schlechter konzentrieren, ist weniger kreativ, reagiert impulsiver und kann sich Dinge schlechter merken. Darüber hinaus sind die exekutiven Funktionen (geistige Fähigkeiten, mit denen wir Gefühle, Gedanken und Handeln steuern, auch »kognitive Kontrolle« genannt) herabgesetzt, was dazu führt, dass es einem schwerer fällt, in Situationen den Überblick zu behalten und im rechten Moment die richtigen Entscheidungen zu fällen. Das kann in stressigen Situationen, zum Beispiel im Straßenverkehr, fatale Folgen für Sie und andere haben. Für Menschen, die in ihrem Beruf für das Wohl und die Gesundheit anderer verantwortlich sind und diese durch eingeschränkte exekutive Funktionen gefährden, ist diese Erkenntnis besonders wichtig!

In diesem Zusammenhang haben wir eine schlechte Nachricht für alle, die Arbeiten oder Lernen dem Schlafen vorziehen.

Studien am College of Medicine der University of Arizona in den USA belegen, dass schlechter Schlaf stets mit geringerer Produktivität einhergeht, egal ob es um Leistungen bei der Arbeit oder Unternehmungen zu Hause geht. Die Forscher fanden heraus, dass das Krankheitsbild Insomnie (das vorliegt, wenn man über einen Zeitraum von drei Monaten mindestens dreimal pro Woche Einschlaf- oder Durchschlafprobleme hat) die Produktivität am stärksten beeinträchtigte. Menschen mit mittelschweren bis schweren Schlafstörungen hatten im Vergleich zu Menschen ohne Insomnie einen mehr als doppelt so hohen Produktivitätsverlust. Sogar wenn sie nur an leichten Schlafproblemen litten, verzeichneten die Wissenschaftler einen um 58 Prozent höheren Leistungsabfall.

Und die Verringerung der Leistungsfähigkeit ist nicht das Einzige, was mit einem Schlafdefizit einhergeht. Auch das Gefühlsleben wird beeinflusst. Man wird ängstlicher, impulsiver, aufbrausender und sensibler, was natürlich Auswirkungen auf private und berufliche Beziehungen hat. Und auch die Außenwirkung ist eine ganz andere, wenn man ständig unausgeschlafen, gähnend und mit dunklen Rändern unter den Augen durch die Welt geht.

GLAUBE VERSETZT BERGE

Eine amerikanische Studie hat gezeigt, dass es bereits ausreicht, nur zu glauben, dass man schlecht geschlafen hat, um bei einem Gedächtnistest am folgenden Morgen schlechter abzuschneiden. Die Forscher erklärten den Probanden vor der Versuchsnacht, dass Traumschlaf (genauer gesagt REM-Schlaf) enorm wichtig für die Gedächtnisleistung sei. Alle Probanden wurden mit einem Gerät ausgestattet, um sie glauben zu lassen, ihr Schlaf würde gemessen. Am nächsten Morgen wurde einer Gruppe erzählt, dass die Messungen in der Nacht ein Schlafprofil mit besonders viel Traumschlaf ergeben hätten. Eine zweite Versuchsgruppe wurde informiert, dass ihr Schlaf von durchschnittlicher Qualität war. Die letzte Gruppe erfuhr, dass sie einen Schlaf mit wenig Traumschlafphasen gehabt hatte. Nach diesem Feedback machten alle Versuchsteilnehmer einen Gedächtnistest. Die Testpersonen, denen gesagt wurde, dass sie einen überdurchschnittlich guten Schlaf gehabt hätten, erzielten die besten Ergebnisse. Die angeblich schlechten Schläfer schnitten dagegen am schlechtesten ab. Diese Studie unterstreicht, dass schon die Annahme, schlecht geschlafen zu haben, einen großen Einfluss auf unser Befinden und unser Leistungsvermögen am Tag hat. Vor der nächsten schulischen oder beruflichen Herausforderung Ihres Kindes oder Partners sollten Sie daher am Morgen nach dem Aufwachen sagen: Mensch, du siehst richtig erholt aus, du hast bestimmt gut geschlafen!

Woran viele gar nicht denken: Die Auswirkungen von Schlafmangel, wie die verminderte Leistungsfähigkeit und ein erhöhter Krankenstand, belasten zudem die gesamte Gesellschaft – und zwar mit enormen Kosten. In einer in der Fachzeitschrift *SLEEP* veröffentlichten Studie berechneten Forscher die Gesamtkosten, die für den australischen Staat mit seinen knapp 25 Millionen Einwohnern in den Jahren 2016 und 2017 aufgrund von Schlafmangel entstanden. Es waren 45 Milliarden australische Dollar – umgerechnet etwa 28 Milliarden Euro! Die Leiter der Studie gehen davon aus, dass es in Ländern mit vergleichbaren Volkswirtschaften, wie beispielsweise Deutschland, ähnlich aussieht. Sie glauben, dass wir uns mitten in einer weltweiten Schlafmangel-Epidemie befinden, die zum einen durch den

Druck der Arbeitgeber und zum anderen durch sozialen Druck von Familie und Freunden, aber auch durch soziale Medien verursacht wird.

Es ist also höchste Zeit, dass wir anfangen, den Wert des Schlafs zu erkennen und ihn angemessen zu würdigen. Das wird uns selbst und auch der gesamten Gesellschaft guttun! Falls Sie jetzt zu denjenigen gehören, die unter Schlafstörungen leiden und nachts oft wach liegen, werden Ihnen diese Zeilen vermutlich wie Hohn vorkommen. Schließlich kennen Sie den Wert von gutem Schlaf nur allzu gut! Doch machen Sie sich bitte bewusst, dass Ihnen auch die ruhigen Stunden im Bett schon Erholung schenken – selbst wenn Sie nicht schlafen. Und wenn Sie dann am nächsten Tag viel Tageslicht tanken, kann das schon der erste Schritt hin zu einem besseren Schlaf sein. Das spüren Sie vielleicht nicht direkt in der folgenden Nacht, aber auf lange Sicht auf jeden Fall (falls Ihrem Schlafmangel keine Krankheit zugrunde liegt), da Sie Ihren Schlaf-wach-Rhythmus auf diese Weise in die richtigen Bahnen lenken.

KANN MAN AUCH ZU VIEL SCHLAFEN?

Untersuchungen haben gezeigt, dass Menschen, die ein Schlafpensum von mehr als neun Stunden pro Nacht absolvieren, kürzer leben als diejenigen, die sieben bis acht Stunden schlafen. Heißt das also, dass langes Schlafen gesundheitsschädlich ist? Nein, denn Forscher haben dazu herausgefunden, dass Menschen, die das empfohlene Pensum immer überschreiten, die zusätzlichen Stunden brauchen, um ihre schlechte Schlafqualität auszugleichen. Sie haben aus unterschiedlichen Gründen Schwierigkeiten, in den Tiefschlaf zu fallen, und wachen sehr leicht und häufig auf. Eine

Schlafapnoe kann hier die Ursache sein – regelmäßige Atemaussetzer im Laufe der Nacht, die für Körper und Gehirn viel Stress bedeuten (mehr dazu in Kapitel 12). Leider lässt sich eine allgemein schlechtere Schlafqualität nicht einfach durch längeres Schlafen ausgleichen. Denn auch beim Schlafen geht Qualität über Quantität. Und wer lange schläft, hat zudem weniger Zeit für Bewegung. Körperliche Aktivität ist aber ein wichtiger Faktor für ein langes, gesundes Leben und einen qualitativ hochwertigeren Schlaf. Darüber hinaus entwickeln Langschläfer, die bis weit in den Vormittag hinein im Bett bleiben, einen schlechten Schlaf-wach-Rhythmus und haben in den Wintermonaten weniger Gelegenheit, Tageslicht zu tanken. Ein Mangel an Tageslicht führt aber wiederum zu weniger Tiefschlaf – ein Teufelskreis. Manchmal kommt es auch vor, dass der Körper einen verlängerten Schlaf nutzt, um einer unterschwelligen, unentdeckten Krankheit entgegenzuwirken. Dies sieht man zum Beispiel manchmal bei Prädiabetes, einer Vorstufe zum Typ-2-Diabetes, oder bei Alzheimer-Vorstufen, bei denen die kognitiven Störungen noch nicht so deutlich geworden sind, dass man sie als Demenzkrankheit erkennt. Letztendlich ist aber nicht jeder Langschläfer automatisch einer Risikogruppe zuzuordnen. Ein langes Schlafbedürfnis kann auch einfach genetisch bedingt sein.

REISE DURCH DIE VIER SCHLAFPHASEN

»Ich träume die ganze Nacht und habe das Gefühl, gar keinen Tiefschlaf zu bekommen!« Viele Menschen glauben, dass Schlaf vor allem aus Träumen besteht. Dem ist aber nicht so. Der Eindruck, die ganze Nacht lang geträumt zu haben, entsteht vermutlich, weil man oft kurz vor dem Aufwachen träumt. Fakt ist aber: Der Schlaf besteht aus vier verschiedenen Schlafphasen, die wir während der Nacht mehrfach durchlaufen. Man begibt sich im Schlaf auf eine fantastische Reise, in der jede Schlafphase ihre spezifischen Reparatureigenschaften hat. Sind Sie schon gespannt, was sich beim Schlafen in Ihrem Kopf abspielt? Dann kommen Sie mit auf eine Reise durch die vier Schlafphasen!

LEICHTSCHLAF – DER ÜBERGANG VOM WACHSEIN ZUM SCHLAFEN

Es ist Nachmittag, und Sie sitzen nach einer Konferenz in Hamburg im Zug nach Hause. Nach mehrmaligem Umsteigen kommen Sie endlich an und gehen noch schnell im Supermarkt an der Ecke vorbei, um Zutaten für das Abendessen einzukaufen. Zu Hause kochen Sie gemeinsam mit Ihrem Partner/Ihrer Partnerin, legen sich danach auf die Couch und schauen sich die Nachrichten im Fernsehen an. Sie gähnen und spüren, wie sich eine starke Müdigkeit in Ihnen ausbreitet. Es dauert nicht lange, bis das Fernsehbild vor Ihren Augen verschwimmt und der Ton immer entfernter klingt. Dann schlummern Sie ein.

Im Wachzustand ist das Gehirn sehr aktiv, und die Nervenzellen kommunizieren über unterschiedliche Frequenzen intensiv miteinander. Diese Gehirnaktivitäten lassen sich mithilfe einer EEG (Elektroenzephalografie) messen. Wenn man müde wird, werden die Gehirnwellen, also die Kommunikation zwischen den Nervenzellen, etwas langsamer und haben weniger Ausschläge pro Sekunde. Das Gehirn beginnt, sich zu entspannen. Sobald man sich hingelegt und seine Augen geschlossen hat, sinkt die Wellenfrequenz weiter ab. In dieser Phase kann es zu plötzlichen Zuckungen in Armen oder Beinen kommen, denn wenn man einschläft, nimmt der Muskeltonus des Körpers ab – die natürliche Spannung in den Muskeln, die für das Gleichgewichtssystem des Körpers wichtig ist. Weil unser Gleichgewichtssystem aber nicht so schnell in den Schlafmodus wechselt wie das restliche Hirn, versucht es bis zuletzt, den Muskeltonus wiederherzustellen. Und das kann sich in Form von Muskelzuckungen beim Einschlafen zeigen, sogenannten *hypnagogic jerks*. Außerdem können in dieser Phase Halluzinationen auftreten. Aussagen wie »Ich habe schon Bilder gesehen« von einer Person, die beim Einschlafen gestört wird, sind auf diese Halluzinationen zurückzuführen. Diese erste Schlafphase ist Teil des Leichtschlafs und die kürzeste der vier Schlafphasen. Sie macht nur fünf Prozent des gesamten Schlafs aus. Schon nach etwa fünf Minuten geht man in die nächste Schlafphase über, den zweiten Teil des Leichtschlafs. Diese dauert wesentlich länger und macht fünfzig bis sechzig Prozent des Schlafs aus. Es handelt sich um eine aufregende Phase, die sich durch zwei verschiedene Arten von Hirnaktivität auszeichnet: langsame Gehirnwellen und sogenannte Schlafspindeln. Letztere sind Mikroereignisse im Gehirn mit sehr schnellen, rhythmischen Gehirnwellen, die vom Thalamus zur Großhirnrinde wandern. Der Thalamus ist ein Bereich unseres Hirns, den man auch als »Tor zum Bewusstsein« bezeichnet. Sämtliche sensorischen Informationen (mit Ausnahme von Düften) gelangen über den Thalamus in die Großhirnrinde, wo sie analysiert und eingeordnet werden.

Eine Schlafspindel besteht aus zehn bis 15 Gehirnwellen pro Sekunde. Man kann sie sich wie eine Stimme vorstellen, die so laut und durchdringend ist, dass sie von der Großhirnrinde klar vernommen wird und dadurch die Verankerung von Erinnerungen im Gedächtnis erleichtert. Weil die Schlafspindeln in der zweiten Schlafphase in Regionen der Großhirnrinde auftreten, die für motorische Fähigkeiten zuständig sind, werden insbesondere Erinnerungen, die mit der Beherrschung bestimmter Tätigkeiten zusammenhängen, wie Tischlern, Gitarrespielen, Nähen oder Radfahren, gut im Gedächtnis verankert. Wenn wir in dieser zweiten Schlafphase viele Schlafspindeln bilden, bringt das also unsere motorischen Fähigkeiten voran. Studien konnten nachweisen, dass Kinder, deren Gehirn im Wachstum ist und die jeden Tag mit vielen neuen Informationen konfrontiert werden, deutlich mehr Schlafspindeln bilden als ältere Menschen. Man hat zudem festgestellt, dass Menschen, die sich geistig stark betätigen, viele Schlafspindeln aufweisen. Wie wir in Kapitel 5 noch genauer ausführen werden, tragen Schlafspindeln auch zur Verfestigung von neu erlernten Fakten im Tiefschlaf bei. Dass bei Älteren meist weniger Schlafspindeln entstehen als bei Jüngeren, könnte einerseits daran liegen, dass das alte Gehirn schlechter Schlafspindeln produzieren kann. Möglicherweise setzen sich viele ältere Menschen aber auch seltener neuen Reizen aus. Sie haben meist weniger soziale Kontakte, weil sie aus dem Berufsleben ausgeschieden sind oder Freunde und Partner versterben. Eventuell bewegen sie sich auch aufgrund von körperlichen Einschränkungen weniger als in jüngeren Jahren. In jedem Fall lässt sich auch im Hinblick auf den Schlaf sagen: »Wer rastet, der rostet!«

Wer nun aber nur wenige Schlafspindeln hat, wacht nachts leichter auf und schläft schlechter. Die Schlafspindeln haben nämlich noch eine weitere wichtige Aufgabe: Sie sorgen dafür, dass man durchschläft und nicht andauernd wach wird. Vermutlich soll so dem Gehirn genug Zeit und Ruhe gegeben werden, um Erinnerungen zu verankern. Denn jedes Mal, wenn man aus dieser Schlafphase gerissen wird, werden die Erinnerungskonsolidierung und die Erholung des Körpers gestört.

SCHLAF(LOSIGKEIT) JUNGER ELTERN

Dass Babys und Kleinkinder für schlaflose Nächte sorgen können, erleben wohl alle Eltern überall auf der Welt. Wie sehr der Schlaf beeinträchtigt wird, haben Forscher der Universität Warwick in Großbritannien mithilfe von Daten aus Deutschland untersucht. Ihr Ergebnis: Mütter schlafen im Durchschnitt in den ersten drei Monaten, innerhalb derer ein Tiefpunkt erreicht wird, eine Stunde weniger als vor der Geburt. Bei den Vätern sind es 15 Minuten weniger. Zwar bessere sich das mit zunehmendem Alter des Nachwuchses, doch selbst wenn die Kinder bereits vier bis sechs Jahre alt sind, schlafen Frauen der Studie zufolge noch zwanzig Minuten und Väter 15 Minuten weniger pro Nacht als vor der Geburt. Warum trifft es die Mütter meist härter? Eine Erklärung könnte sein, dass Mütter nach wie vor häufiger als Väter die primären Bezugspersonen für die Kinder sind. In den ersten sechs Monaten sind stillende Mütter zudem in größerem Umfang gefragt. Interessanterweise zeigte die Studie auch, dass Erstlingseltern mehr Probleme mit dem Schlaf haben als erfahrene Eltern mit zwei oder mehr Kindern.

Und was genau stellen die Schlafspindeln an, damit wir gut schlafen? Sie sorgen ganz einfach dafür, dass sich der Thalamus auf eine gute Kommunikation mit der Großhirnrinde statt auf die Weitergabe von äußeren Eindrücken konzentriert. Auf diese Weise kann sich die Großhirnrinde ganz ungestört der

Erinnerungskonsolidierung widmen. Je mehr Schlafspindeln man hat, desto weniger reagiert man also auf Eindrücke von außen und desto zusammenhängender und ungestörter schläft man. Menschen, die sehr leicht wach werden, produzieren weniger Schlafspindeln. Dies ist zum Beispiel bei Schlafstörungen der Fall, aber auch bei Schizophrenie, bei der häufig Schlafprobleme auftreten. Man hat außerdem festgestellt, dass Frauen mehr Schlafspindeln bilden als Männer. Wir können bisher nur vermuten, ob dieser Geschlechterunterschied durch den höheren Schlafbedarf von Frauen, einen eventuell höheren IQ von Frauen oder durch eine höhere Sensitivität auf äußere Reize während des Wachseins zu erklären ist.

SCHLAF, KINDLEIN, SCHLAF!!!

Wenn alle Stricke reißen, weil alle Schlaflieder gesungen sind, die fünfte Geschichte vorgelesen ist, Ihr Kind aber immer noch nicht einschläft, kann womöglich noch eine Sache helfen: das weiße Rauschen. Doch was genau ist das? Das weiße Rauschen, auch *white noise* genannt, ist ein konstantes Geräusch, das Sie Ihrem Kind vorspielen können, wie beispielsweise ein Staubsauger oder der Fön. Das Rauschen scheint nicht nur auf Kinder, sondern auch auf Erwachsene beruhigend zu wirken. Doch warum tut es das? Möglicherweise erinnert einen das Geräusch an das Strömen des Blutes im Mutterleib, in dem man sich neun Monate lang geborgen gefühlt hat. Zusätzlich dämpft ein konstantes Geräusch im Schlafbereich den Einfluss anderer Geräusche, die die Aufmerksamkeit unseres Gehirns auf sich lenken und uns damit wachhalten können.

In der Schlafforschung sind Schlafspindeln momentan ein großes Thema. Und es wird hoffentlich nicht mehr lange dauern, bis Methoden entwickelt werden, mit denen man im Gehirn von Menschen, die zu wenige Schlafspindeln bilden, zusätzliche Schlafspindeln entstehen lassen kann. Das wäre eine großartige Aussicht für alle, die unter Schlafstörungen leiden.

Neben den Schlafspindeln gibt es noch weitere Gehirnwellen mit recht großen Ausschlägen nach oben und unten, die uns zu einem guten Schlaf in der zweiten Schlafphase verhelfen: die sogenannten K-Komplexe. Sie sorgen ebenfalls dafür, dass wir nicht aufgrund von äußeren Reizen aus dem Schlaf gerissen werden. Schnarcht beispielsweise der Partner/die Partnerin, melden die K-Komplexe der Großhirnrinde: »Nicht auf das Geräusch reagieren, einfach weiterschlafen!«

TIEFSCHLAF – AUFLADEN DER AKKUS

»Schlafen wie ein Stein« oder »schlafen wie ein Murmeltier« – diese Redewendungen beziehen sich vermutlich auf unsere dritte Schlafphase, den Tiefschlaf. Denn auch wenn der Wecker gerade klingelt, in der Tiefschlafphase weckt einen so leicht nichts auf. Es ist, als müsse man erst einmal durch einen sehr engen, langen, dunklen Tunnel kriechen, bis man an dessen Ende schließlich den Wachzustand erreicht.

Der Tiefschlaf ist, wie der Name schon sagt, das Stadium, in dem Gehirn und Körper in den tiefsten Erholungszustand eintauchen. Er ist die Schlafphase, in der unser Körper den größten Grad an Regeneration erfährt. Der Anteil des Stresshormons Cortisol ist in der ersten Nachthälfte, in der wir den meisten Tiefschlaf haben, am niedrigsten. Zeitgleich wird das Wachstumshormon Somatropin ausgeschüttet, das für den Muskelaufbau, das Wachstum und das Immunsystem wichtig ist. Unser Gewebe wird repariert und erneuert, und das Herz-Kreislauf-System wird heruntergefahren.

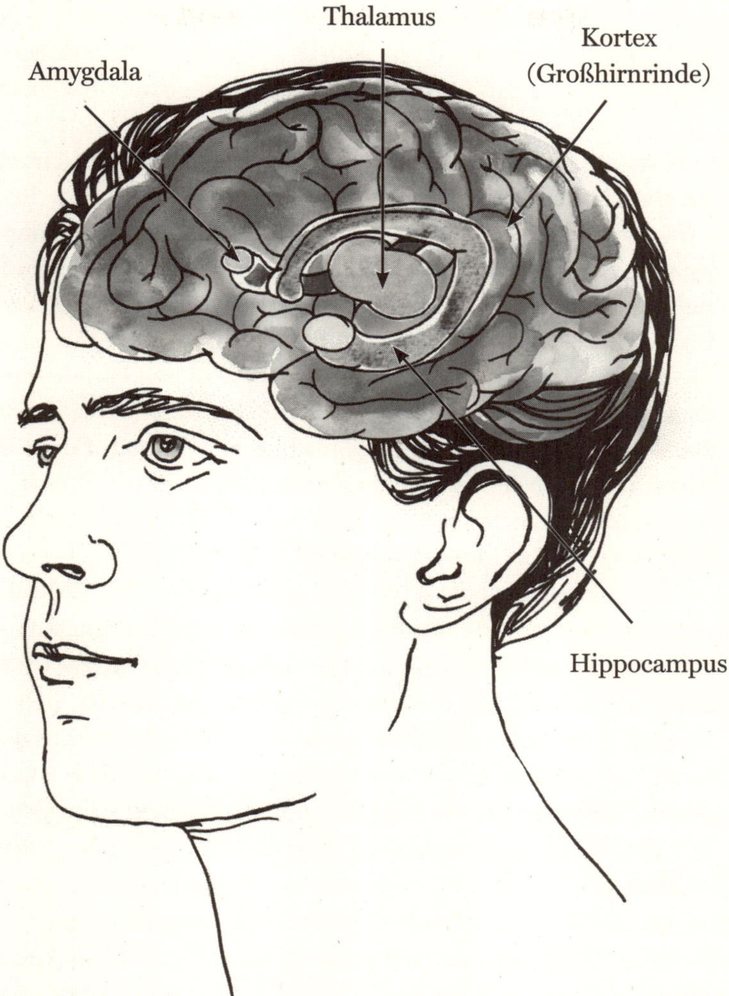
Thalamus
Kortex
(Großhirnrinde)
Amygdala
Hippocampus

MUSIKALISCHE EINLAGE

Hören Sie abends vor dem Einschlafen Musik? Den Erkenntnissen einer neuen Untersuchung mit fünfzig jungen Erwachsenen zufolge könnte dies eine schlechte Idee sein. Denn nächtliche Ohrwürmer können zu Einschlafproblemen und einem weniger tiefen Schlaf führen. Ohrwürmer am Tag haben hingegen keinen Einfluss auf den Nachtschlaf.

Im Vergleich zu den anderen Schlafphasen kommunizieren im Tiefschlaf die Nervenzellen in der Großhirnrinde bedächtiger und synchronisierter miteinander, was zu langsamen Gehirnwellen mit hohen Ausschlägen nach oben und unten führt. Die Gehirnwellen haben also eine niedrige Frequenz. Der Tiefschlaf entsteht zwar in der gesamten Hirnrinde, der tiefste Tiefschlaf mit einer Frequenz von ein bis zwei Wellen pro Sekunde findet aber hauptsächlich in den Bereichen des Gehirns statt, die im Wachzustand besonders aktiv waren. Das gilt besonders für den Frontallappen (auch Stirnlappen genannt), der im Wachzustand ständig gefordert ist: wenn es darum geht, sich zu konzentrieren, Entscheidungen zu fällen, Stress zu bewältigen oder Neues zu lernen.

Es ist wie gesagt schwierig, jemanden zu wecken, der sich im Tiefschlaf befindet. Und wenn man dann aufwacht, fühlt man sich wie benommen. Das Gehirn braucht ungefähr 15 Minuten, um wieder richtig wach zu werden. Dieser Zustand, den man auch *sleep inertia* (Schlaftrunkenheit) nennt, kann problematisch sein, wenn man beispielsweise Arzt ist und nachts aufgeweckt wird, um sich um einen Patienten zu kümmern, oder wenn man als Feuerwehrmann in der Feuerwache geschlafen hat und binnen weniger Minuten im Feuerwehrauto sitzen muss. Doch warum spricht man im Tiefschlaf so wenig auf äußere Reize an? Der Grund dafür ist, dass der Thalamus die Großhirnrinde von genau solchen Reizen abschirmt. Er ist eine Art Türsteher, der dafür sorgt, dass das Gehirn alles tagsüber Gelernte und Erlebte ungestört bearbeiten kann. Die Großhirnrinde nimmt Kontakt mit dem Thalamus auf, der daraufhin Schlafspindeln sendet (Schlafspindeln treten vor allem in der zweiten Schlafphase in Gehirnregionen auf, die unsere motorischen Funktionen unterstützen, aber auch im Tiefschlaf). Die Großhirnrinde kommuniziert aber auch mit dem Hippocampus, der weiß, welche Hirnregionen der Großhirnrinde involviert waren, als man im Laufe des Tages etwas gelernt oder erlebt hat. Der Hippocampus sendet daraufhin hundert bis hundertfünfzig Wellenpakete pro Sekunde, die sogenannten *ripples*, in diese Bereiche. Diese perfekt aufeinander abgestimmte Kommunikation zwischen Großhirnrinde, Thalamus und Hippocampus (mehr dazu später auf den Seiten 94–97) ist eine wichtige Voraussetzung für den Aufbau des Langzeitgedächtnisses.

Der Tiefschlaf hat aber noch eine weitere Aufgabe, nämlich die Wiederherstellung der »Festplatte« des Gehirns. Frisch angelegte Nervenzellenverbindungen (Synapsen), die als überflüssig eingestuft werden, werden entfernt, damit im kommenden Wachzustand ausreichend freie Kapazitäten zum Lernen und Verarbeiten neuer Dinge zur Verfügung stehen. Man nennt diesen Vorgang auch »synaptisches Downscaling«.

Doch welche Faktoren sind bestimmend dafür, wie viel Tiefschlaf wir nachts bekommen? Eine Arbeitshypothese ist, dass Vielleser, Studierende oder andere geistig sehr aktive Menschen mehr Tiefschlaf benötigen, um all die neuen Informationen verarbeiten zu können. Stress hat aufgrund des damit einhergehenden hohen Cortisolspiegels einen negativen Effekt auf die Tiefschlafmenge. Auch Koffein wirkt sich negativ aus, denn

Untersuchungen haben gezeigt, dass sein Einfluss die Wellenhöhe und -tiefe der langsamen Gehirnwellen im Tiefschlaf reduziert. Die Folge ist ein flacherer Tiefschlaf. Weitere Studien zeigten, dass der Tiefschlaf bei einer Ernährung mit einem hohen Anteil an schnellen Kohlenhydraten und gesättigten Fettsäuren oberflächlicher ausfällt als bei einer ausgewogenen Ernährung.

Auch viele ältere Menschen klagen über einen oberflächlichen Schlaf. Tatsächlich schlafen Ältere, insbesondere Männer, in der Regel weniger tief. Ein Grund könnte sein, dass die Nervenzellen des Frontallappens durch Beta-Amyloide (sogenannte Alzheimer-Proteine) geschädigt wurden. Als Folge werden die Nervenzellen der Hirnrinde »taub«, sie können nicht mehr richtig synchron miteinander kommunizieren und produzieren deshalb keine langsamen, synchronisierten Gehirnwellen mehr.

GEWICHTSDECKE FÜR BESSEREN SCHLAF

Die Benutzung einer Gewichtsdecke, also einer besonders schweren Bettdecke, kann bei Kindern mit ADHS oder Autismus sowie bei Patienten mit Schlafstörungen positive Effekte haben. Um die gewünschte Verbesserung des Schlafs zu erhalten, sollte das Deckengewicht ungefähr zehn Prozent des Körpergewichts betragen.

Ein Grund für die positiven Auswirkungen auf den Schlaf könnte das Gefühl sein, von etwas Schützendem umschlossen zu sein, was wiederum Angst reduziert und Geborgenheit vermittelt. Wer weiß, vielleicht fühlt man sich ja so sicher wie ein Kind im Mutterleib?

Hinzu kommt: Wenn man älter wird, bewegt man sich meist auch weniger. Körperliche Aktivität ist jedoch für das Gehirn eine große Herausforderung, denn sie erfordert permanent Koordination, Planung und Gleichgewichtsarbeit. Wer sich viel bewegt, sammelt nicht nur mehr Eindrücke, sondern beansprucht sein Gehirn umfassender und braucht daher auch mehr und intensiveren Tiefschlaf. Entsprechend führt das andauernde Sitzen in unserer heutigen Gesellschaft dazu, dass unser Tiefschlaf generell schlechter ausfällt und wir uns morgens nach dem Aufwachen unausgeruht fühlen. Aber auch die Tatsache, dass wir im höheren Alter bereits viele Erfahrungen und Informationen sammeln und verankern konnten, könnte erklären, warum wir weniger Tiefschlaf benötigen als beispielsweise Kleinkinder, die unablässig neue Dinge lernen und für deren Konsolidierung im Gehirn entsprechend ausgedehnte Tiefschlafphasen benötigen.

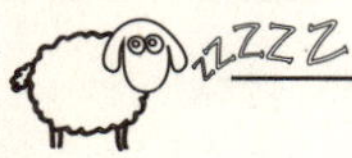

SCHLAFWANDELN

Schlafwandeln bedeutet, dass man während des Schlafs aufsteht, ohne aufzuwachen, und sich durch die nähere Umgebung bewegt. Meist passiert dies in der Tiefschlafphase, wenn die Muskelaktivität des Körpers noch nicht blockiert ist. Im Traumschlaf sind die Muskeln lahmgelegt, und man wäre gar nicht in der Lage, es aus dem Bett zu schaffen. Schlafwandeln kommt vor allem bei Kindern vor und legt sich normalerweise im Erwachsenenalter.

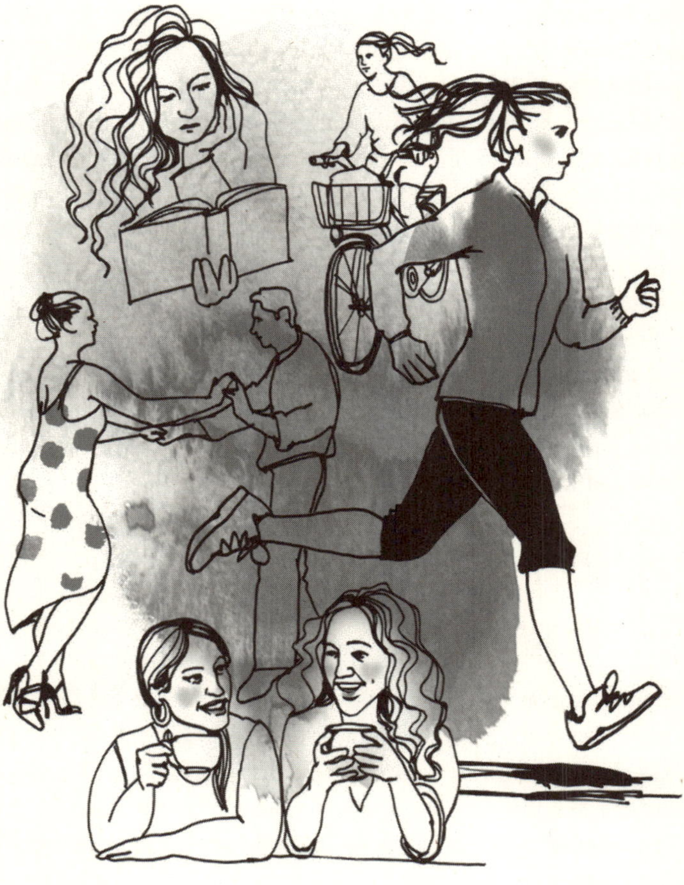

SO SCHLÄFT MAN TIEFER

Was kann man tun, um so tief wie möglich zu schlafen? Das ist eigentlich recht einfach. Man sollte geistig und körperlich aktiv sein – zum Beispiel viel Zeit mit Freunden und Verwandten verbringen, Zeitungen und Bücher lesen, Kreuzworträtsel lösen und Karten spielen. Viel spazieren gehen, tanzen und laufen. Das Auto stehen lassen und lieber mit dem Fahrrad einkaufen fahren. Statt des Aufzugs die Treppe nehmen. Und abends die Finger von Chips, Süßigkeiten und Espresso lassen. Dann schafft man gute Voraussetzungen für einen tiefen Schlaf – egal in welchem Alter.

Viel frische Luft ist ebenfalls wichtig. Wie Studien ergaben, haben Menschen, die schon morgens viel Tageslicht tanken, in der kommenden Nacht einen qualitativ hochwertigeren Tiefschlaf.

WIEG MICH IN DEN SCHLAF!

Seit Menschengedenken werden Babys durch rhythmische, schaukelnde Bewegungen beruhigt, und meist dauert es nicht allzu lange, bis den Kleinen die Augen zufallen und sie einschlafen. (Und wenn den Eltern die Arme lahm werden, legt man Babys entsprechend in eine Wiege oder eine Baby-Schaukel, die die gleiche Aufgabe erfüllt.) Auch auf Erwachsene haben gleichmäßige Bewegungen schlaffördernde Effekte. Sie haben sicherlich selbst schon einmal erlebt, wie Sie auf einer längeren Reise müde wurden oder sogar kurz wegnickten. Dieses Phänomen haben Forscher in der Schweiz an jungen Erwachsenen untersucht. Ihre Ergebnisse, die in der Zeitschrift *Current Biology* veröffentlicht wurden, zeigen, dass langsames Schaukeln des Bettes während der Nacht nicht nur einen tieferen Schlaf fördert, sondern darüber hinaus auch das Überführen neu erlernter Gedächtnisinhalte in den Langzeitspeicher während des Schlafens stärkt.

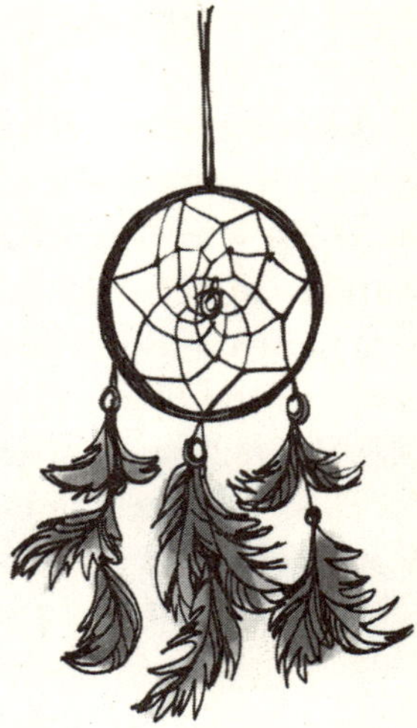

Andere Studien zeigten: Je weniger man in einer Nacht geschlafen hat, desto mehr Tiefschlaf bekommt man in der folgenden Nacht. Das zeigt, dass man den Tiefschlaf braucht, um die sogenannte Schlafschuld zu begleichen, die man im Wachzustand anhäuft. Schlafschuld ist nichts anderes als ein Schlafdefizit. Wenn man morgens gut ausgeschlafen erwacht, ist die Schlafschuld gleich null. Mit jeder wachen Stunde baut sich dann eine Schlafschuld auf. Bleibt man abends lange auf und muss am nächsten Morgen früh aufstehen, schafft man es nicht, die über den Tag hinweg angehäufte Schlafschuld in der Nacht komplett auszugleichen. Ohne ausreichend qualitativ hochwertigen Tiefschlaf startet der nächste Tag dann also bereits mit einer Schlafschuld. Deshalb fühlen sich Menschen mit einem schlechten Tiefschlaf morgens oft wie gerädert, obwohl sie acht oder neun Stunden geschlafen haben. Ein permanent schlechter Tiefschlaf könnte auch die Hauptursache dafür sein, dass Menschen, die mehr als neun Stunden schlafen, in der Regel früher sterben als Personen, die sieben bis neun Stunden schlafen.

TRAUMSCHLAF – DAS FASZINIERENDE ANDERE LEBEN

Tagsüber führt man ein Durchschnittsleben mit Haus und Hund. Nachts fliegt man zum Mond, heiratet einen Star oder wird wieder zum Kind. Träume haben Menschen schon immer fasziniert. Wenn man aus einem wunderschönen Traum gerissen wird, wünscht man sich, ihn weiterträumen zu können. Bei einem Albtraum, wenn einem gerade ein Messer an die Kehle gehalten wird, ist man froh, dass alles nur ein Traum war.

Im Allgemeinen kann man es Menschen ansehen, wenn sie träumen. Hinter den geschlossenen Augenlidern bewegen sich die Augen hin und her, und die Person wirkt gleichzeitig wach und schlafend. Besonders deutlich sieht man das bei Kleinkindern, die generell sehr viel träumen. Aufgrund der am Anfang des Traumschlafes zu beobachtenden Augenbewegungen wird dieser auch als REM-Schlaf (die Abkürzung für *rapid eye movement* = schnelle Augenbewegungen) bezeichnet. Später in der Nacht, wenn der Traumschlaf dominiert, variiert der Blutdruck mehr, der Cortisolspiegel im Blut steigt an, und die Aktivität in Teilen der Großhirnrinde nimmt deutlich zu. Noch wissen die Forscher nicht genau, ob die Augenbewegungen im REM-Schlaf eine Funktion erfüllen. Manche vermuten, dass dies eine Reaktion auf die Bilder ist, die wir in unseren Träumen sehen. Andere glauben, dass die synchronisierten Augenbewegungen die Kommunikation zwischen den beiden Gehirnhälften erleichtern und sich der Traumschlaf deshalb positiv auf die eigene Kreativität auswirkt (mehr dazu in Kapitel 6). Die plötzlichen Muskelzuckungen, die bisweilen zu Beginn des Traumschlafs auftreten – besonders bei Babys – interpretieren manche Forscher als kurze Übungseinheit des Gehirns, um die Interaktion zwischen dem Gehirn und den Muskeln zu trainieren.

WUSSTEN SIE, DASS …

… die Tiefschlafphasen zu Beginn der Nacht lang sind und dann im Laufe des Schlafs immer kürzer werden? Im Gegensatz dazu sind die Traumschlafsequenzen anfangs kurz und werden zum Morgen hin länger. Man träumt also nicht die ganze Nacht, obwohl viele Menschen diesen Eindruck haben – was vermutlich daran liegt, dass man oft aus einem Traumschlaf erwacht. Während wir träumen, bereitet sich das Gehirn nämlich langsam darauf vor, aufzuwachen und wieder in der Wirklichkeit anzukommen. Deshalb träumt man kurz vor dem Aufwachen besonders viel. Wie Studien ergaben, träumt man aber auch in anderen Schlafphasen. Diese Träume sind allerdings weniger emotional geprägt und eher an Fakten geknüpft, mit denen man sich tagsüber beschäftigt hat (etwa die Lösung eines Problems oder das Büffeln von Vokabeln).

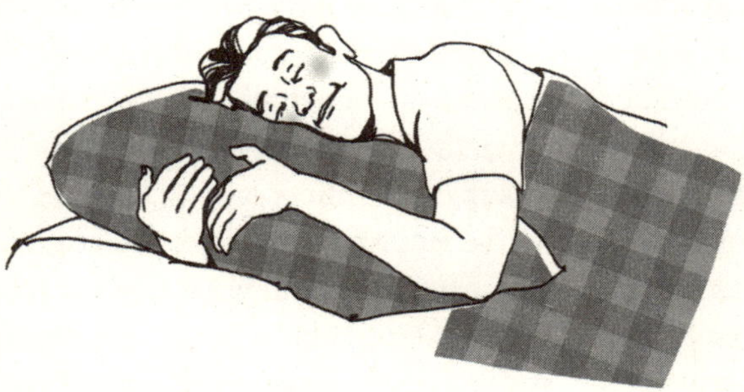

Während des Traumschlafs ist das Gehirn ähnlich aktiv wie im Wachzustand. Zu Beginn des Traumschlafs werden Wellen aus den Tiefen des Gehirns über den Thalamus in die Großhirnrinde gesendet, den Speicherort für Gedächtnisspuren. Diese sogenannten PGO-Wellen *(ponto-geniculo-occipital waves)* aktivieren unterschiedliche Bereiche der Hirnrinde und dadurch auch verschiedene Gedächtnisinhalte. Anders als im Wachsein oder im Tiefschlaf hat der Hippocampus im Traumschlaf jedoch nicht mehr die Befehlsgewalt darüber, welche Gedächtnisinhalte aktiviert werden. Jetzt geschieht die Auswahl eher zufällig. Einiges von dem, was man am Tag erlebt hat, kann aktiviert werden, insbesondere das, was Emotionen hervorgerufen hat und im Wachzustand nicht ganz verarbeitet wurde. Auch zurückliegende Eindrücke und Erinnerungen können zum Leben erweckt werden. Aber wie kann es sein, dass eine alte Jugendliebe, an die man schon seit Jahren nicht mehr gedacht hat, plötzlich im Traum auftaucht? Der Grund könnte eine Kleinigkeit sein, die man vor Kurzem erlebt hat und die man mit dieser Person in Verbindung bringt. Man hat vielleicht am Vortag in der Schlange vor dem Kino jemanden gesehen, der ein T-Shirt trug, das dem Lieblingsshirt der alten Liebe ähnlichsah. Oder man hat in der Stadt an irgendeiner Person ein Parfüm gerochen, das auch die Jugendliebe früher gerne trug. Es reicht schon ein kleines Detail, um eine emotionale Spur zu legen, die dann Teil unseres Traumschlafs werden kann.

Vermutlich sind unsere Träume das Produkt dessen, was wir am Tag erlebt haben; zufällige Gedächtnisspuren, die aktiviert werden, damit man Dinge ausprobieren und kreative Assoziationen erstellen kann, die uns helfen, die Welt besser zu verstehen. Das könnte auch erklären, warum Kinder, vor allem Kleinkinder, so viel träumen. Traumschlaf kann ihnen dabei helfen, das Erlernte und Gesehene zu verarbeiten und zu sortieren.

Ebenso wie der Hippocampus ist auch der vernunftbetonte Frontallappen, der normalerweise Eindrücke verarbeitet sowie Impulse steuert und rationalisiert, in dieser Phase eher passiv. Vielleicht erklärt dies, warum Träume oft so konfus sind: Man wird auf einem Dach von einem Wolf gejagt oder läuft durch eine Mauer. Was für ein Glück, dass unsere Muskeln während des Traumschlafs blockiert sind! Die willkürliche Muskalatur erhält keine Nervenimpulse und kann daher nicht auf den Inhalt der Träume reagieren. Was man träumt, setzt man also physisch nicht um. Zumindest ist das der Regelfall. Bei Menschen, die an der sogenannten REM-Schlaf-Verhaltensstörung leiden, werden die willkürlichen Muskeln während der Traumphase allerdings nicht blockiert – die Träume werden ausgelebt, was verständlicherweise zu Problemen führen kann.

WENIGER TRAUMSCHLAF DURCH ALKOHOL

Wenn man Alkohol trinkt, schläft man meist rascher ein als sonst. Allerdings reduziert der Alkohol in der ersten Nachthälfte den REM-Schlaf und erhöht das Risiko, zu schnarchen. Außerdem neigt der Körper zu starkem Schwitzen, häufigem Aufwachen, und die Atmung kann während des Schlafs mehrfach kurzfristig aussetzen (sogenannte Schlafapnoen). Alkohol kann außerdem zu Sodbrennen führen, was den Schlaf zusätzlich beeinträchtigen kann. Sobald der Körper den Alkohol verstoffwechselt hat, kommt es zu einem sogenannten Traumschlaf-Rebound. Mit anderen Worten: Man durchläuft lange REM-Schlafphasen, die sich durch noch intensivere Träume oder Albträume auszeichnen können.

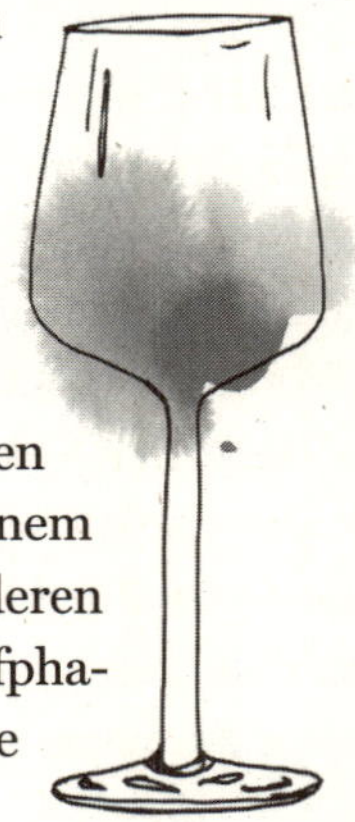

Während im Tiefschlaf unser Gedächtnis verfestigt wird, unnötige Informationen gelöscht werden und der Körper sich erholt, sorgt der Traumschlaf dafür, dass die Informationen in einen Kontext gesetzt werden, um Gedankenverknüpfungen zu erstellen, Sachverhalte zu begreifen und Gefühle abzuschwächen. Der Traumschlaf hilft uns nämlich auch dabei, die mit einer Erinnerung verbundenen Gefühle abzumildern und sich dadurch am nächsten Morgen weniger belastet zu fühlen (mehr über diese faszinierenden Zusammenhänge in Kapitel 7).

Darüber hinaus brauchen wir den Traumschlaf, um unsere Persönlichkeit weiterzuentwickeln. Im Tiefschlaf lernen wir, was ein Stuhl ist. Der Traumschlaf hilft uns aber dabei, zu verstehen, dass ein Stuhl zum Sitzen da ist und dass es Stühle in der Schule, bei der Arbeit oder im Esszimmer gibt. Oder dass man das Sitzpolster mit einem schöneren Stoff beziehen kann oder Dinge auf dem Stuhl ablegen kann, wenn man keinen Tisch hat.

SCHLAFZYKLEN – SO LAUFEN SIE AB

Im Schlaf durchläuft man nicht nur unterschiedliche Phasen wie Tiefschlaf und Traumschlaf, der Schlaf setzt sich auch aus unterschiedlichen Schlafzyklen zusammen. Die einzelnen Zyklen sind meist zwischen neunzig und hundertzwanzig Minuten lang und umfassen alle vier Schlafphasen: Schlafphase 1 und 2 (Leichtschlaf), Schlafphase 3 (Tiefschlaf) und Schlafphase 4 (Traumschlaf).

Darüber hinaus wacht man in der Nacht normalerweise mehrmals auf, woran man sich am nächsten Tag aber meist nicht erinnern kann, weil die wachen Momente nur sehr kurz sind. Tiefschlafsequenzen sind zu Beginn der Nacht länger und werden dann immer kürzer. Beim Traumschlaf ist es genau umgekehrt. Je weiter die Nacht fortschreitet, desto länger werden die Traumschlafphasen.

Aber warum verlaufen die Schlafphasen in besonderen Schlafzyklen? Bisher wissen Schlafforscher noch nicht, warum im Schlaf sich wiederholende Muster ablaufen, die Leicht-, Tief- und Traumschlaf umfassen. Manche Wissenschaftler vermuten jedoch, dass dies für eine Optimierung der körperlichen und geistigen Erholung und der Gedächtniskonsolidierung sorgt.

Ältere Menschen wechseln oft eher zufällig zwischen den verschiedenen Schlafphasen hin und her. Sie brauchen normalerweise lange, um einzuschlafen, bilden weniger Schlafspindeln, verbringen weniger Zeit im Tiefschlaf (besonders Männer) und wachen nachts häufiger auf.

DAS MACHEN WIR IM SCHLAF!

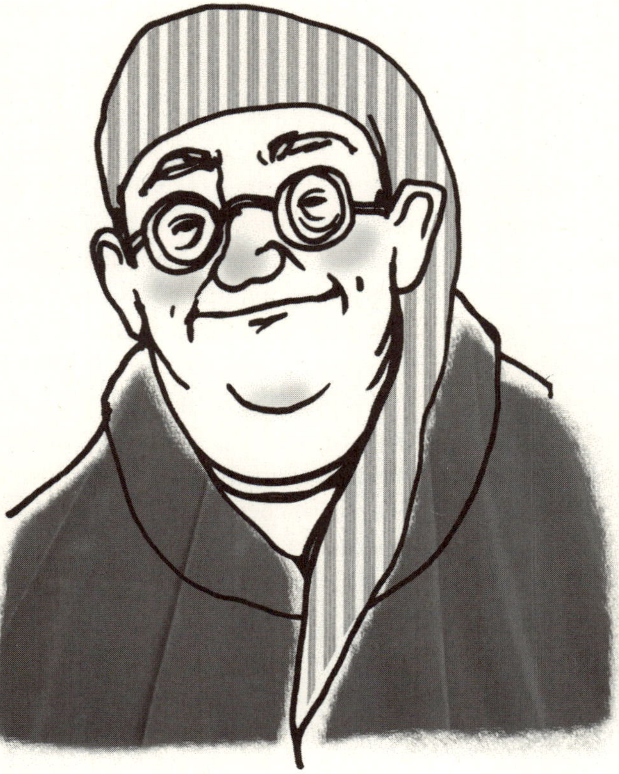

DIE INNERE UHR

In der Wissenschaft hat ein Thema in jüngster Vergangenheit unglaublich viel Aufmerksamkeit erregt: unsere innere Uhr. Im Jahr 2017 gewannen drei Forscher für die Entschlüsselung dieses Phänomens den Nobelpreis für Physiologie oder Medizin. Sie fanden heraus, wie unsere innere Uhr tickt, die unter anderem kontrolliert, wann wir wach sind und wann wir schlafen. Was fast wie Zauberei klingt, ist eigentlich ganz einfach: Im Zuge der Evolution hat sich unser Körper in seinem Rhythmus an den Tag-Nacht-Rhythmus der Natur angepasst. Es war nun einmal vorteilhafter, tagsüber aktiv zu sein, wenn es draußen hell und warm war, um Nahrung zu beschaffen oder sich vor Feinden zu schützen. Auf diesen Tag-Nacht-Rhythmus wurde unsere innere Uhr geeicht. Sie gibt uns vor, dass wir nachts, wenn es draußen kalt und dunkel ist, schlafen und tagsüber wach sind. Im folgenden Kapitel erfahren Sie mehr über diese fantastische innere Uhr, die unseren Schlaf-wach-Rhythmus steuert.

SO TICKEN UNSERE INNEREN UHREN

Die schwedische Kinder-Comicfigur Bamse, ein niedlicher kleiner Bär mit blauer Mütze und blauem Overall, hat einen guten Freund, den Herrn Schildkröte. Dieser trägt ständig seine sogenannte Essen-und-schlafen-Uhr mit sich herum und hält sich sklavisch an deren Signale. Wenn sie klingelt, gibt es keine Kompromisse, dann ist Zeit für ein Nickerchen oder eine Mahlzeit – alle anderen sozialen Aktivitäten oder Aufgaben werden erst einmal hintangestellt. Wenn man als Kind die *Bamse*-Comics las, fand man dieses Verhalten äußerst seltsam. Jetzt betrachtet man den kleinen Kerl aber mit ganz anderen Augen. Denn er hört – anders als die meisten von uns – auf seine innere Uhr, diesen

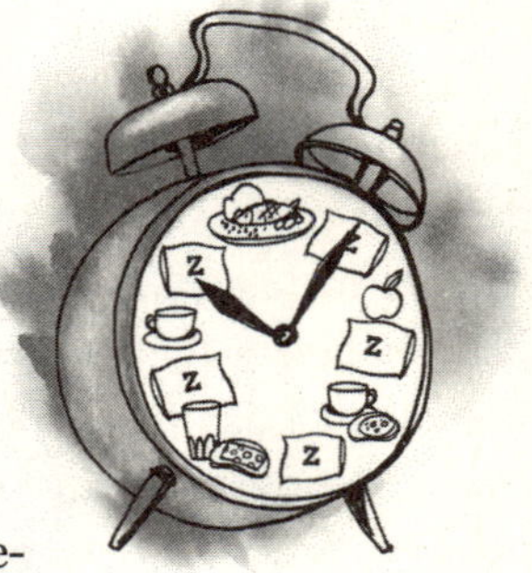

eingebauten inneren Taktgeber, der unseren Tagesablauf regelt. Und wenn wir es Herrn Schildkröte gleichtun würden, hätten wir alle einen besseren Schlaf, mehr Energie und wären gesünder.

Zahlreiche Wissenschaftler haben ihr Leben der Erforschung der inneren Uhren gewidmet. Einer der bekanntesten ist der ungarisch-schweizerische Schlafforscher Alexander Borbély, der das Phänomen bereits 1982 in einem Modell der Schlafschuld und der inneren Uhr beschrieb. Wenn man morgens ausgeschlafen aufwacht, sind die Akkus geladen und man hat noch keinerlei Schlafschuld. Während des Tages baut man langsam eine Schlafschuld auf, die sich mit jeder wachen Stunde vergrößert. Zeitgleich mit dem Anhäufen von Schlafschuld meldet sich aber auch unsere innere Uhr, die uns dazu anhält, wach zu bleiben und das Bedürfnis nach Schlaf zurückzudrängen. Deshalb fühlt man sich auch später am Tag noch energiegeladen, obwohl man schon eine beträchtliche Schlafschuld aufgebaut hat und eigentlich müde sein müsste. Sogar Menschen, die in der Nacht schlecht geschlafen haben und den Tag deshalb mit einer Schlafschuld beginnen, fühlen sich tagsüber frischer. Denn die innere Uhr sagt dem Körper: Du bist wach.

SCHLAFVERHALTEN BEI NATURVÖLKERN

Eine Studie der University of California, Los Angeles (UCLA) ergab, dass Naturvölker wie die Hadza in Tansania, die San in Namibia und die Tsimane in Bolivien im Durchschnitt nur fünf bis sieben Stunden pro Nacht schlafen – viel weniger als die üblicherweise empfohlenen sieben bis neun Stunden. Trotzdem fühlen sie sich nach dem Aufwachen ausgeruht und kennen auch keinen Mittagsschlaf. Wissenschaftler nehmen an, dass diese Volksgruppen im Schlaf seltener aufwachen und leichter in den Tief- und Traumschlaf gleiten. Sie haben ganz einfach einen effektiveren, hochwertigeren Schlaf und sind deshalb morgens bereits nach kürzerer Zeit ausgeschlafen. Das liegt vermutlich daran, dass sie sich viel bei Tageslicht im Freien bewegen und täglich lange Strecken zu Fuß gehen. Unseren höheren Schlafbedarf können wir vielleicht mit der Non-Stop-Berieselung durch Tablets, Smartphones, Computer und Co., der wir uns in unserer hochtechnisierten Welt ausgesetzt sehen, erklären. Viel wichtiger erscheint in diesem Zusammenhang aber unser moderner Lebensstil, der für viele Menschen langes Stillsitzen in geschlossenen und künstlich beleuchteten Räumen bedeutet.

RAUS INS LICHT!

Das Tageslicht ist der zentrale Ausgangspunkt für unseren Schlaf-wach-Rhythmus. Damit unser Körper weiß, wann es hell wird und somit Zeit zum Aufstehen ist und wann es dunkel und damit Zeit fürs Bett wird, reagieren unsere Augen morgens und abends besonders empfindlich auf Tageslicht. Wenn am Morgen das Tageslicht auf die Ganglienzellen der Netzhaut trifft, werden Signale an den *Nucleus suprachiasmaticus* (SCN) im Gehirn gesendet. Dieser wird auch als *master clock* (Hauptuhr) bezeichnet und ist die einzige unserer vielen inneren Uhren, die in der Lage ist, Lichtsignale zu empfangen und zu übermitteln. Diese Hauptuhr hat die Aufgabe, den anderen inneren Uhren (jede Zelle hat eine!) mitzuteilen: »Ein neuer Tag ist angebrochen! Seid auf Zack und stellt sicher, dass dieser Körper effizient arbeitet, damit Stoffwechsel, Leber, Nieren und alle anderen Organe nach der Nachtruhe wieder richtig funktionieren!« Unsere Hauptuhr sendet auch Signale an Hirnbereiche, die das Wachsein steuern, und fordert sie auf: »Seid wach und aufmerksam!« Aus diesem Grund ist es auch möglich, die ganze Nacht lang aufzubleiben – und somit eine große Schlafschuld anzuhäufen –, ohne deshalb am nächsten Tag vollkommen lahmgelegt zu sein. Jeder hat wahrscheinlich schon einmal die Nacht durchgemacht und sich am nächsten Tag gewundert, dass man tatsächlich einigermaßen frisch ist und nicht permanent einschläft. Der Grund dafür ist das Tageslicht, das unsere Hauptuhr dazu bringt, die Uhr einzuschalten, die für das Wachsein am Morgen zuständig ist. Die Hauptuhr nutzt aber noch weitere Tricks: Sie sorgt für die Ausschüttung von Hormonen wie Melatonin, Cortisol und Adrenalin, sie senkt nachts die Körpertemperatur und hebt sie am Morgen wieder an. Sie ist wie der Dirigent eines Orchesters, der sagt: »Jetzt ist es Zeit, aktiv zu sein und die Sinfonie des Tages zu spielen!« Oder, sobald es Abend wird: »Die Sinfonie ist jetzt beendet, und wir ruhen uns aus.«

SO STARK IST DAS LICHT

- An einem sonnigen Tag hat das Licht 100.000 Lux (Einheit zur Messung der Beleuchtungsstärke).
- Im Schatten hat das Licht an einem sonnigen Tag immer noch 20.000 Lux.
- An einem sehr wolkigen Tag werden 1.000 – 2.000 Lux erreicht.
- Innenbeleuchtung liefert etwa 300 Lux.
- Lichttherapie-Lampen erzeugen bis zu 10.000 Lux.

Am Abend reagieren unsere Augen ähnlich empfindlich auf Licht wie morgens. Der Körper braucht eine dunkle Umgebung, damit er einschlafen kann und Gehirn und Körper sich erholen können. Das Problem: Heutzutage ist es nach Sonnenuntergang nicht mehr stockdunkel, und es kehrt auch keine Stille mehr ein. Dunkelheit und Stille sind aber die Signale für den Körper, dass es Zeit zum Schlafen ist. Seit mehr als hundert Jahren gibt es Lampen, durch die wir die Schlafenszeit immer weiter hinauszögern können. Und seit dem Bruchteil einer Sekunde unserer Menschheitsgeschichte gibt es Computer und Smartphones, durch die wir rund um die Uhr erreichbar sind und die unser Verhalten stark verändert haben.

Wer tagsüber nicht die Möglichkeit hat, ins Freie zu gehen, sollte sich nah ans Fenster setzen!

Heutzutage, wo man sich den Abend mit Lampen erhellt und bis spät vor dem Bildschirm des Computers oder Smartphones hockt, ist es für den Körper schwierig, zu erkennen, wann Schlafenszeit ist. Noch schwieriger wird es, wenn man den ganzen Tag im Haus geblieben ist und keinem Tageslicht ausgesetzt war. Denn dann ist der Körper verwirrt und weiß nicht mehr, ob Tag oder Nacht ist – die Lichtbalance ist gestört. Der Körper beginnt dann nur zögerlich mit der Bildung des Schlafhormons Melatonin. War man hingegen tagsüber draußen, erhält die innere Uhr, die die Müdigkeit steuert, das Signal, dass es nun Zeit ist, müde zu werden und zu Bett zu gehen. Etwa zwei bis drei Stunden bevor man sich abends für gewöhnlich schlafen legt, wird Melatonin ausgeschüttet. Wer also rechtzeitig einschlafen und einen stabilen Schlaf-wach-Rhythmus entwickeln möchte, sollte sich tagsüber viel im Freien aufhalten – und das am besten schon morgens, wenn die Netzhaut der Augen besonders empfänglich für Licht ist.

Um den Körper gut in den Tag starten zu lassen, ist Tageslicht besser geeignet als jede andere Form von Licht. Denn wir brauchen eine sehr große Lichtmenge! An einem sonnigen Tag reicht es vollkommen aus, sich dreißig Minuten im Freien aufzuhalten. Bei wolkenverhangenem Himmel sind die Sonnenstrahlen schwächer, und man muss schon etwa eine Stunde draußen bleiben, um die gleiche Lichtmenge zu tanken. Wenn man sich den ganzen Tag im Freien bewegt hat und sich abends erschöpft fühlt, sagt man häufig: »Frische Luft macht müde.« Eigentlich ist es aber das viele Tageslicht, das uns am Ende des Tages müde macht.

Wer tagsüber nicht die Möglichkeit hat, ins Freie zu gehen, sollte sich nah ans Fenster setzen. Kürzlich haben Christian Benedict und seine Kollegen im Magazin *Sleep Medicine* einen Übersichtsartikel über Krankenhauspatienten veröffentlicht. Die darin beschriebenen Studien ergaben, dass Patienten, die weniger als einen Meter vom Fenster entfernt lagen, besser schliefen als diejenigen, die mehr als einen Meter entfernt waren. Erstere schliefen nachts eine ganze Stunde länger, wurden schneller wieder gesund und konnten das Krankenhaus schneller wieder verlassen. Das zeigt, wie immens wichtig das Tageslicht ist, um unseren Schlaf-wach-Rhythmus richtig einzupegeln und dadurch auch unsere Gesundheit zu stärken. Wenn man keinen Zugang zu Tageslicht hat, ist es hilfreich, Tageslichtlampen zu installieren. Durch den Einsatz solcher Lampen auf Intensivstationen im Krankenhaus konnten die Patienten über eine halbe Stunde länger schlafen. Auch für Schulen wäre es wichtig, in den Klassenräumen für optimalere Lichtverhältnisse zu sorgen. Zwar ist es wahrscheinlich nicht möglich, die Tische überall so anzuordnen, dass alle Kinder am Fenster sitzen können, doch man könnte vielleicht eine rotierende Sitzordnung einführen oder den Schultag mit einer Freiluftaktivität beginnen. Und auch in Schulen könnten Tageslichtlampen installiert werden, damit die Schüler einen stabileren Schlaf-wach-Rhythmus entwickeln, früher ins Bett gehen, besser schlafen und dann auch bessere Leistungen in der Schule bringen (mehr über Schlaf, Gedächtnis und Lernen in Kapitel 8).

DIE MÄCHTIGE MASTER-CLOCK

Der *Nucleus suprachiasmaticus* (oft als SCN abgekürzt) sitzt direkt über der Sehnervkreuzung *(Chiasma opticum)* und ist so etwas wie der Motor unseres Schlaf-wach-Rhythmus. Der SCN regelt verschiedene Körperfunktionen – unter anderem wann man wach ist und wann man schläft. Deshalb verortet man dort auch die wichtigste innere Uhr unseres Körpers, die *master clock*. Die lichtempfindlichen Nervenzellen in der Netzhaut des Auges, die sogenannten Ganglienzellen, wandeln externe Lichtsignale in ein chemisches Signal um, das über den Sehnerv an den SCN weitergeleitet wird. Mithilfe von Nervensignalen, Veränderungen der Körpertemperatur und der Ausschüttung von Hormonen (zum Beispiel Melatonin am Abend, Cortisol am Morgen) informiert der SCN alle anderen inneren Uhren in unserem Körper über die aktuelle Tageszeit.

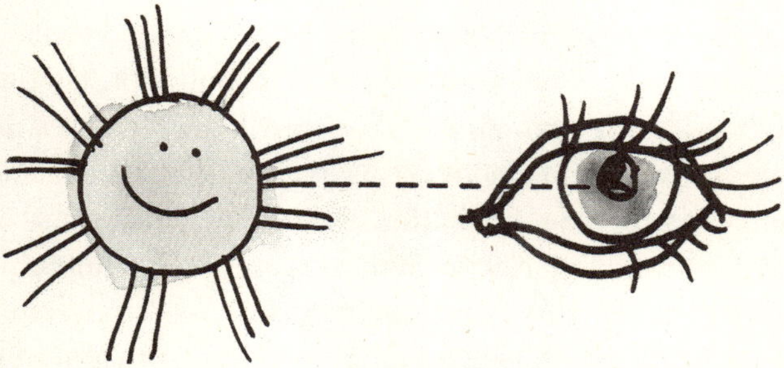

RUNTER MIT DER TEMPERATUR

Abends, kurz vor unserer gewöhnlichen Schlafenszeit, meldet die Hauptuhr dem Körper: »Jetzt ist es Zeit, die Temperatur zu senken.« Die sinkende Körpertemperatur ist wiederum das Zeichen für unsere inneren Uhren in allen Zellen des Körpers, dass die Nacht angebrochen und damit Schlafenszeit ist. Am niedrigsten ist unsere Körpertemperatur in den letzten Stunden der Nacht, etwa zwischen drei und fünf Uhr morgens, zu einer Zeit, in der wir viel träumen. Dann liegt sie meist bei rund 36 °C. Vor dem Aufwachen steigt die Körpertemperatur wieder auf etwa 37 °C. Der Körper fällt also kurzfristig in eine Art »Winterschlaf«, um im Schlaf Energie zu sparen und allen Organen Ruhe und Erholung zu verschaffen. Magen und Darm dürfen eine Pause einlegen und müssen nicht ganz so viel Essen verdauen wie tagsüber, das Herz kann es ruhiger angehen lassen, weil es kaum belastet wird und nicht so viel Sauerstoff pumpen muss. Der gesamte Stoffwechsel verlangsamt sich. Ganz anders ist es beim Gehirn: Es braucht in der Nacht fast genauso viel Energie wie am Tag (Ausnahme ist der Tiefschlaf; hier sinkt der Energieverbrauch des Gehirns um etwa zehn Prozent). Weil man im Schlaf aber nichts isst und somit keine Energie tankt, müssen die anderen Körperteile Energie sparen. Und das wird durch das Absenken der Körpertemperatur erreicht.

Für einen ausgeglichenen Schlaf ist es daher wichtig, die Temperatur im Schlafzimmer zwischen 17 und 19 °C zu halten. In Studien konnte man einen Zusammenhang zwischen dieser Raumtemperatur und einem erholsameren Schlaf beobachten.

Kein Wunder, dass Schichtarbeiter oft Schwierigkeiten haben, den verpassten Nachtschlaf tagsüber nachzuholen und dann auch ohne Unterbrechung zu schlafen. Insbesondere wenn sie vor dem Schlafengehen schon Tageslicht getankt haben, ist ihre innere Uhr auf Wachsein programmiert. Und auch

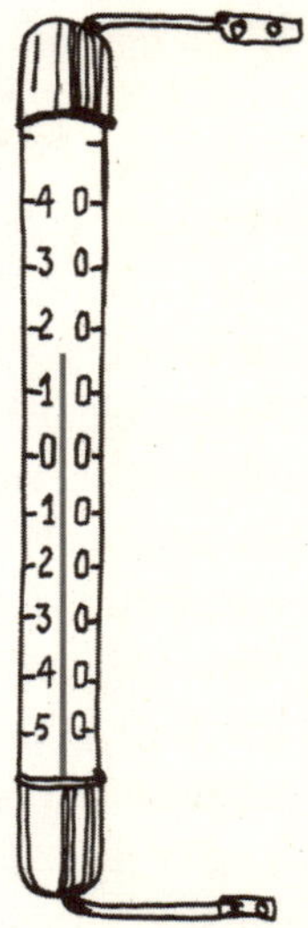

die Körpertemperatur steigt morgens an und signalisiert den Uhren im Körper: »Die Nacht ist vorüber, jetzt müssen wir aktiv sein!« Es ist schwierig, gut zu schlafen, wenn der gesamte Körper wach sein möchte. Wie Studien zeigten, haben Menschen, die nachts arbeiten, einen geringeren Anteil an Traumschlaf und neigen zu einem viel stärker fragmentierten Schlaf.

Doch wie sorgt man abends am besten für einen guten Schlaf? Das Problem in unseren Breitengraden ist, dass in der Heizperiode im Winter fast rund um die Uhr dieselbe Temperatur herrscht – auch das Schlafzimmer heizen viele auf 20 °C auf. Das ist jedoch zu warm für einen optimalen Schlaf. Deshalb sollte man die Heizung im Schlafzimmer vor dem Schlafengehen herunterregeln. Aber auch eine ausreichende Sauerstoffzufuhr während der Nacht sorgt für einen guten Schlaf. Wie verschiedene Studien ergaben, schläft man bei geöffnetem Fenster besser. Es zeigte sich aber auch, dass schon eine offene Schlafzimmertür die Luftzirkulation deutlich verbessern kann.

Wäre es in diesem Zusammenhang nicht fantastisch, wenn uns die moderne Technik zu einem guten Schlaf-wach-Rhythmus verhelfen könnte? Genial wäre zum Beispiel ein intelligenter Heizungsthermostat, der das natürliche Wärmesystem unseres Körpers erfasst und die Heizungswärme dann im Einklang mit unserer Körpertemperatur nachts schrittweise absenkt und morgens wieder ansteigen lässt. Oder eine smarte App respektive Uhr, die alles, was den eigenen Schlaf beeinflusst oder beeinträchtigt, kontrolliert und aufzeichnet. Zum Beispiel die Licht- und Hitzeeinwirkung während des Tages und die Beleuchtungs- und Temperaturbedingungen am Abend und in der

Nacht. Mit solchen Hilfsmitteln könnte man seine Lebensweise besser an den Schlaf-wach-Rhythmus anpassen.

HEIß DUSCHEN UND SCHNELLER EINSCHLAFEN

Vor dem Schlafengehen die Körpertemperatur durch eine heiße Dusche oder ein Bad zu erhöhen, ist grundsätzlich eine gute Idee (man kann auch einfach nur die Hände oder Füße fünf Minuten mit heißem Wasser erwärmen), denn dies kann schlaffördernd wirken und ist ein natürlicher Weg, um schneller einzuschlafen. Moment – steht das nicht im Widerspruch zum letzten Absatz? Dort hieß es doch noch, man solle die Zimmertemperatur beim Schlafengehen mit der sinkenden Körpertemperatur in Einklang bringen! Es ist allerdings so: Wenn die Haut erwärmt wird, dehnen sich unsere Blutgefäße aus, was wiederum die Abgabe von Wärme und somit die Abkühlung des Körpers fördert (die Voraussetzung für einen guten Schlaf). Studien ergaben zudem, dass ein Anstieg der Hauttemperatur an Händen und Füßen kurz vor dem Zubettgehen dem Gehirn signalisiert, dass es nun Zeit ist, die Körpertemperatur zu senken und sich auf den Schlaf vorzubereiten.

Frühstücken wie ein Kaiser, mittagessen wie ein König und abendessen wie ein Bettler

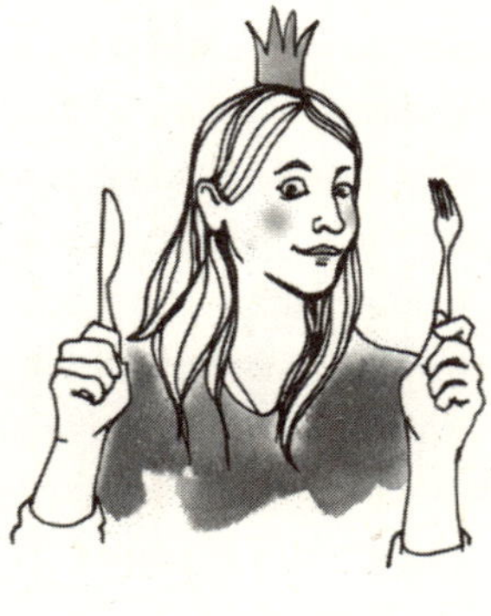

HÖREN SIE AUF IHRE INNERE ESSENSUHR

Dass selbstgekochtes Essen gesünder ist als Fertigprodukte und viel Gemüse auf dem Teller gesundheitsfördernd wirkt, weiß inzwischen wohl fast jeder. Dass es aber auch eine Rolle spielt, zu welcher Tageszeit man isst, ist vielen noch neu. Wissenschaftler haben festgestellt, dass regelmäßige Mahlzeiten den inneren Uhren dabei helfen, im Takt zu ticken, und dem Körper anzeigen, wann es Zeit zum Schlafen und wann es Zeit zum Wachsein ist. Man kann seinen Schlaf-wach-Rhythmus also positiv beeinflussen, indem man sich bei den Mahlzeiten nach seiner inneren Essensuhr richtet. Die alte Faustregel »Frühstücken wie ein Kaiser, mittagessen wie ein König und abendessen wie ein Bettler« ist dabei gar nicht so falsch. Wenn man morgens aufwacht, klingelt unsere innere Essensuhr ganz besonders laut. Schließlich möchte der Körper, dass seine Energiespeicher aufgefüllt werden, denn nur dann erhält er die nötige Energie, um hellwach, aktiv und produktiv zu sein. Nimmt man dagegen erst spät am Tag übergroße, schwere Mahlzeiten zu sich, muss der Darm eine Nachtschicht fahren, obwohl er sich doch eigentlich für den kommenden Tag erholen wollte. Nimmt man Essen zu sich, obwohl die Essensuhr gar keinen Hunger signalisiert hat, sorgt das bei ihr für Verwirrung. Wenn man zudem einen empfindlichen Magen hat, kann das horizontale Liegen im Bett zu Sodbrennen und dieses wiederum zu einem schlechteren Schlaf führen. Wie Studien zeigten, schlafen Menschen, die zwischen sieben Uhr morgens und 17 bis 19 Uhr abends regelmäßig zu festen Zeiten essen, besser als diejenigen, die einfach essen, wenn ihnen danach ist.

Unsere Essgewohnheiten haben sich im Vergleich zu früheren Zeiten aufgrund von gesellschaftlichen und technischen Umwälzungen stark verändert. Während in der letzten Generation noch das Mittagessen die Hauptmahlzeit war und man zeitig zu Bett ging, ist heute oft das Abendessen die Hauptmahlzeit, die darüber hinaus bei vielen auch erst nach 19 Uhr auf dem Tisch steht. Dazu kommen lange Abende mit Chips, Erfrischungsgetränken und Popcorn vor dem Fernseher, am Tablet, Smartphone oder Computer. Für unseren Körper wäre es definitiv besser, wenn wir zu unserem natürlichen Tagesrhythmus zurückkehren und hochkalorische Mahlzeiten früher am Tag genießen würden!

Wer aufgrund von Schichtarbeit oder aus anderen Gründen spätabends essen muss, sollte zumindest auf eine ausgewogene Mahlzeit achten. Fleisch und fetthaltige Lebensmittel bleiben länger im Magen, was dazu führt, dass der Körper länger wach bleibt. Auch wenn man viele Zwiebeln und Ballaststoffe zu sich nimmt, kann das die Nachtruhe stören, denn diese blähen heftig und halten den Darm auf Trab.

Untersuchungen haben gezeigt, dass der übermäßige Verzehr von gesättigtem Fett, das man zum Beispiel in Butter, rotem Fleisch und Käse findet, uns schlechter einschlafen lässt und für einen fragmentierteren Schlaf sorgt. Mehrfach und einfach ungesättigte Fettsäuren scheinen hingegen leichter verdaulich zu sein. Dies könnte eine Erklärung dafür sein, dass Menschen im Mittelmeerraum, die viele dieser Fettsäuren zu sich nehmen und erst sehr spät zu Abend essen, dennoch gut schlafen können.

Es gibt aber auch Lebensmittel, die möglicherweise schlafördernd wirken. Haben Sie als Kind vor dem Schlafengehen oder wenn Sie nicht einschlafen konnten, von Ihren Eltern auch ein Glas warme Milch bekommen? Das war gar nicht so dumm! Denn Milch und Milchprodukte enthalten die Aminosäure Tryptophan, die die Bildung des Schlafhormons Melatonin fördert und uns beim Einschlafen hilft. Wenn Sie darüber hinaus noch Milch bekommen haben, die frisch am selben Abend gemolken wurde, enthielt diese vermutlich Melatonin. Denn auch Kühe schütten abends Melatonin aus und geben es über die Milch an

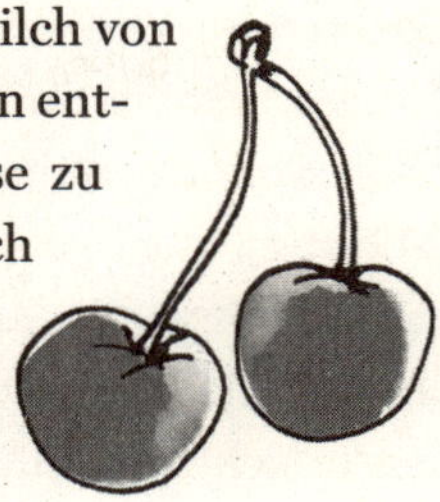

ihre Kälber ab. Dasselbe gilt für die Muttermilch von uns Menschen, die am Abend mehr Melatonin enthält und dem Kind dadurch möglicherweise zu einem besseren Schlaf verhilft. Ein Glas Milch kann somit tatsächlich zu einem besseren Schlaf beitragen. Allerdings gibt es auch viele Menschen, die den Milchzucker nicht verdauen können oder bestimmte Milcheiweiße nicht vertragen. Dies kann dann zu Völlegefühl, Durchfall und Blähungen führen und damit auch den Schlaf in Mitleidenschaft ziehen.

Es gibt auch eine Frucht, die viel Melatonin enthält und dadurch schlaffördernd wirkt, nämlich die Sauerkirsche. Wie Studien zeigten, ist die Melatoninkonzentration im Kirschsaft höher als in frischen Kirschen. Wenn Sie Probleme mit dem Einschlafen haben und keine Milch mögen oder vertragen, können Sie sich vor dem Schlafengehen also auch ein Glas Sauerkirschsaft gönnen.

KAFFEE – FREUND ODER FEIND?

Kaffee wirkt nicht nur stark antioxidativ, er hilft durch das in ihm enthaltene Koffein auch gegen Müdigkeit und Erschöpfung. Früher erklärte man dies damit, dass das Koffein den Effekt schlaffördernder Stoffe (zum Beispiel von Adenosin) im Gehirn hemmt. Eine aktuelle Untersuchung zeigt aber, dass Kaffee auch unsere innere Uhr beeinflusst. Wenn man ein paar Stunden vor der normalen Schlafenszeit Koffein zu sich nimmt, verschiebt sich die innere Uhr, die für Müdigkeit zuständig ist, merklich.

In der Studie schluckten die Teilnehmer drei Stunden vor dem angedachten Schlafengehen Koffeintabletten, die dem Koffeingehalt eines starken Espressos entsprachen. Um den

Melatoninspiegel zu messen (der abends ansteigt, sobald es dunkel wird, und damit dem Körper signalisiert, dass Zubettgehzeit ist), entnahmen die Wissenschaftler den Probanden alle dreißig Minuten eine Speichelprobe. Es stellte sich heraus, dass die Koffeintabletten den Zeitpunkt, zu dem Probanden für gewöhnlich ihren Melatonin-Höchststand aufwiesen, um etwa vierzig Minuten verschoben hatten.

In weiteren separaten Studien wurden die Versuchspersonen vor dem Zubettgehen drei Stunden lang hellem Licht ausgesetzt (entsprechend der Lichtmenge eines Tages). Das Ergebnis: Die Lichteinwirkung verzögerte den Melatonin-Peak um etwa 85 Minuten. Kombinierte man das Licht noch mit Koffein, trat hingegen keine nennenswerte weitere Verschiebung der Melatoninausschüttung ein als bei ausschließlicher Bestrahlung mit Licht. Die Forscher vermuten, dass die Melatoninausschüttung durch die Lichtbestrahlung bereits maximal verschoben wurde.

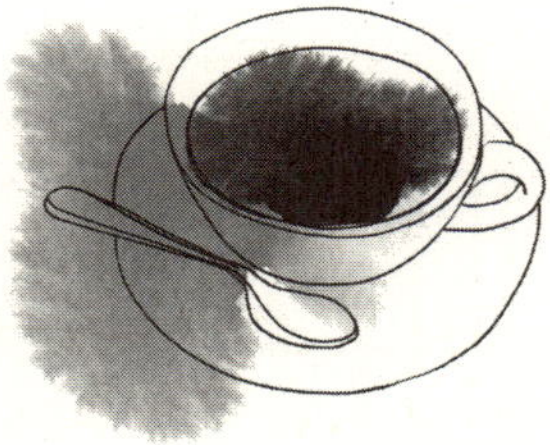

Man kann den Schlaf-wach-Rhythmus also nicht nur durch starkes Licht am Abend verschieben und durch helles Licht am Morgen stabilisieren, er kann auch durch den Genuss von Tee und Kaffee beeinflusst werden. Nimmt man morgens koffeinhaltige Getränke zu sich, wird man dadurch nicht nur wach und munter, man setzt damit vermutlich auch seine inneren Uhren in Gang. Das Koffein in der morgendlichen Tasse Kaffee scheint dem Körper zum Beispiel dabei zu helfen, den Tagesrhythmus der Leber in Gang zu setzen – ein Organ, das für den gesamten

Stoffwechsel des Körpers eine sehr wichtige Rolle spielt. Morgens ein oder zwei Tassen Kaffee zu trinken, ist also eine richtig gute Sache. Genießt man den Kaffee oder ein anderes koffeinhaltiges Getränk aber am späten Nachmittag, begreift der Körper nicht, dass sich bald der Abend und damit auch die Nacht nähern, und hält sich deshalb lange wach.

Kaffee kann also sowohl Freund als auch Feind sein. Morgens ist er Ihr bester Kumpel, abends hingegen ein Schlafräuber und Uhrenversteller. Es sei denn, Sie steigen in ein Flugzeug Richtung Westen – denn dann können Sie mit einer Tasse Kaffee am späten Abend unter Umständen den Jetlag am Zielort abschwächen.

SPORT UND SEIN TIMING

Körperliche Aktivität stärkt nicht nur Herz und Muskeln, sie beugt auch einer Vielzahl von Krankheiten vor, stabilisiert den Schlaf-wach-Rhythmus und sorgt für einen besseren Schlaf. Entscheidend ist aber, dann Sport zu treiben, wenn es dem Rhythmus unseres Körpers am besten entspricht!

Ist es draußen hell, erteilt die *master clock* allen anderen Uhren des Körpers den Befehl: »Auf geht's! Zeit, den Körper hochzufahren und Nahrung ranzuschaffen!«. Wird es abends dunkel und geht auf die Schlafenszeit zu, fährt der Körper langsam in den Energiesparmodus, senkt die Körpertemperatur und ermüdet. Der innere Rhythmus stellt sich auf Entspannung ein und signalisiert dem Gehirn und den Organen im Körper: »Ab ins Bett, es ist Zeit zu schlafen, da Geist und Körper sich von der Wachheit erholen müssen!«

Wenn Sie Ihren Schlaf-wach-Rhythmus optimal unterstützen wollen, sollten Sie vormittags Sport treiben. Denn dann kann man jede Menge Licht tanken, was einen wiederum abends zur rechten Zeit schläfrig macht. Eine neue Studie konnte außerdem zeigen, dass Ausdauersport am Morgen zwischen sieben und acht Uhr oder am Nachmittag zwischen 15 und 17 Uhr unabhängig vom Licht die innere Uhr in Richtung eines Morgenmenschen verstellt. Im Gegensatz dazu wird der innere Rhythmus nach hinten verschoben, wenn man am Abend zwischen 19 und 22 Uhr seine Laufrunde absolviert. Beim Sport schüttet der Körper die Stresshormone Adrenalin und Cortisol aus, außerdem das Glückshormon Dopamin. Diese Hormone machen uns wacher und konzentrierter, erschweren allerdings das Einschlafen. Daher ist es ratsam, körperlich schweißtreibende Trainingseinheiten spätestens drei, vier Stunden vor der Schlafenszeit abgeschlossen zu haben.

Interessanterweise leiden viele Profisportler unter Schlafstörungen. Ein Grund dafür könnte sein, dass Sportveranstaltungen, die eine große mediale Aufmerksamkeit erhalten, wie z. B. Fußball, häufig abends stattfinden. Darüber hinaus steigt der Stresspegel in den Tagen vor einem Wettkampf an und erschwert somit das Ein- und Durchschlafen. Hier hat sich das sogenannte Schlaf-Banking als hilfreich erwiesen, bei dem die Sportler in den Tagen oder Wochen vor dem Wettkampf besonderen Wert auf einen längeren Schlaf als sonst legen. Etwas Ähnliches kann auch vor Prüfungen, wichtigen Meetings oder beruflichen Herausforderungen hilfreich sein.

MACHEN SIE EIN MITTAGSCHLÄFCHEN!

So mancher fühlt sich nach dem Mittagessen schläfrig und würde am liebsten ein kleines Nickerchen einlegen. Man fällt in ein regelrechtes Mittagsloch – und das ist auch ganz normal! Dieses Tief entsteht aber nicht nur, wie viele glauben, weil nun verdaut werden muss und dies müde macht. Hinzu kommt, dass unser Körper generell tagsüber eine kurze Rast einlegt, in der die innere Leituhr einen ruhigeren Takt vorgibt. In dieser Zeit fällt es vielen schwerer, sich zu konzentrieren und wach zu halten. Das Zeitfenster für diese Pause liegt häufig zwischen 13 und 15 Uhr.

Kein Wunder also, dass viele in dieser Zeit Mittagsschlaf halten. Es ist auch wirklich wunderbar, sich auf seinem Schreibtischstuhl nach hinten zu lehnen und ein Weilchen zu schlummern, wenn einen die Müdigkeit übermannt. Viele Forscher glauben, dass der Mittagsschlaf ein ganz natürlicher Bestandteil unseres Schlaf-wach-Rhythmus ist und dass der Körper eigentlich darauf ausgelegt ist, zweimal am Tag zu schlafen. Sie gehen davon aus, dass man nicht den einen langen Schlaf am Stück in der Nacht (den sogenannten monophasischen Schlaf) braucht, sondern nach dem Mittagessen ein bis zu zwei Stunden langes Nickerchen halten und dann in der Nacht noch einige Stunden schlafen sollte.

In unseren Breitengraden, wo die Tageslichtdauer im Winter sehr kurz ist, war es vermutlich notwendig, sich in seinem Schlafverhalten an die knappen Lichtverhältnisse anzupassen. Um in den Wintermonaten die hellen Stunden bestmöglich nutzen zu können, war es von Vorteil, sein Schlafpensum nachts am Stück zu absolvieren. Dennoch sind unsere inneren Uhren immer noch auf die Pause nach dem Mittagessen programmiert, und die Lust auf ein Schläfchen besteht nach wie vor. Am Nachmittag werden unsere inneren Uhren dann wieder wacher und munter, bis sie uns am Abend in den Ruhemodus schalten und sich im Körper eine angenehme Müdigkeit ausbreitet.

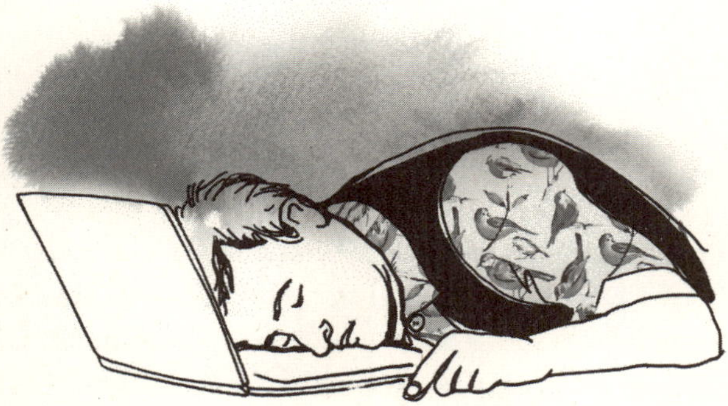

Im Sommer sieht es da etwas anders aus. Denn wenn es abends erst spät dunkel wird, fällt das Einschlafen oft schwer. Ein Mittagsschlaf kann helfen, um den fehlenden Nachtschlaf auszugleichen, dieser sollte aber nur kurz ausfallen und keine ganze Schlafphase lang andauern. Als kleine Energiespritze am Mittag und um dem Frontallappen eine Verschnaufpause zu gönnen, ist das Nickerchen nämlich ideal – aber nur, solange es nicht länger als 15 Minuten dauert. Andernfalls riskiert man, in den Tiefschlaf zu fallen, was nachteilig ist, weil man dann weniger nächtlichen Tiefschlaf bekommt. Dieser wirkt aufgrund der Hormonausschüttungen während der Nacht aber wohltuender und regenerativer als jener am Tag.

Die verbreitete Auffassung, ein Nickerchen am Tag sei effektiver als zwei Stunden Nachtschlaf, ist also falsch. Der Mittagsschlaf wirkt zwar erfrischend, die Erholungs- und Reparatureigenschaften des Nachtschlafs sind für uns aber nach gegenwärtiger Forschungslage wichtiger. Studien haben gezeigt, dass lange Schlafphasen während des Tages sogar mit einer erhöhten Sterblichkeit verbunden sind, da der damit einhergehende schlechtere Nachtschlaf seine regenerativen Aufgaben nicht zufriedenstellend erfüllen kann. Um sich zu entspannen, kann man statt eines Nickerchens auch Yoga machen, meditieren oder laufen gehen. Man kann aber auch einfach nur für eine Weile die Augen schließen, ohne zu schlafen. Das wirkt wie eine kleine Energiespritze, weil man sich von den äußeren Eindrücken abkoppelt und dem Gehirn ein Päuschen gönnt.

STÖRT DIE SONNENBRILLE UNSEREN SCHLAF-WACH-RHYTHMUS?

Wie bereits erwähnt, sind es die Ganglienzellen in der Netzhaut unserer Augen, die der *master clock* mitteilen, dass es hell geworden ist. Diese wiederum informiert die anderen Uhren des Körpers darüber, dass es Zeit ist, aufzuwachen. Darüber hinaus hilft die Aufnahme von Tageslicht, einen stabilen Schlaf-wach-Rhythmus zu entwickeln und die Melatoninausschüttung des Körpers am Abend richtig zu timen. Doch was passiert, wenn man den ganzen Tag über eine Sonnenbrille trägt? Eigentlich sind Sonnenbrillen eine gute Sache, denn sie schützen unsere Augen vor schädlichen UV-Strahlen. Doch registriert die Netzhaut dann überhaupt noch, dass gerade Tag ist? Ja, das tut sie ... allerdings nur, wenn man mindestens eine Stunde lang ohne Sonnenbrille im Tageslicht unterwegs war, und hier am besten in den Morgenstunden!

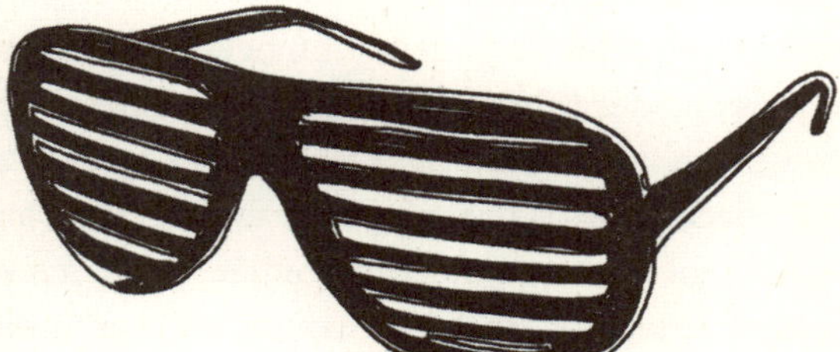

EULE ODER LERCHE?

Dass Kinder schon um acht Uhr morgens in der Schule sein müssen und auch viele Arbeitgeber ihre Mitarbeiter um diese Zeit erwarten, empfinden viele Menschen als furchtbar ungerecht. Denn nur ein Teil der Menschheit ist in der Lage, frühmorgens schon Leistung zu bringen. Diese Morgenmenschen – man nennt sie auch »Lerchen« – stehen gerne früh auf und erscheinen gut gelaunt und frisch bei der Arbeit oder in der Schule. Für viele andere, die Abendmenschen, beginnt die Leistungsspanne erst später. Diese »Eulen« haben einen verschobenen Schlaf-wach-Rhythmus und würden freiwillig nie auf die Idee kommen, sich um sieben Uhr aus dem Bett zu schälen. Die inneren Uhren der

Eulen sind um diese Zeit noch gar nicht angelaufen, und deshalb schneiden Abendmenschen, wie Studien zeigten, morgens in Bezug auf ihre Leistungen schlechter ab als Lerchen.

Doch was genau läuft bei den Lerchen nun anders als bei den Eulen? Morgenmenschen sind Frühaufsteher, bei denen die inneren Uhren am Abend früher auf die Senkung der Körpertemperatur und die Melatoninausschüttung drängen als beim Durchschnitt. Um welche Uhrzeit das genau der Fall ist, variiert jedoch auch unter den Morgenmenschen. Lerchen werden also früher müde, gehen früher ins Bett und sind dementsprechend auch früher wieder wach.

Bei Abendmenschen ist es genau umgekehrt. Bei ihnen setzen die Absenkung der Körpertemperatur und die Ausschüttung von Melatonin später ein als beim Durchschnittsmenschen. Um aber die erforderliche Menge Schlaf zu bekommen und auch eine angemessene Schlafqualität sicherzustellen, müssen die Eulen länger schlummern. Leider ist das aber in unserer Gesellschaft nicht vorgesehen. Auch die Nachteulen müssen frühmorgens aufstehen und leiden deshalb nicht selten unter Schlafmangel. Den verlorenen Schlaf versuchen Abendmenschen oft am Wochenende nachzuholen, doch am Montag heißt es trotzdem wieder um sieben Uhr: Raus aus den Federn!

Eine Forschergruppe aus Texas in den USA hat mit einer Gruppe von Menschen, die in einer urbanen Umgebung lebten, ein Experiment gemacht. Sie sollten in der Wildnis campen, und das ohne Taschenlampen, Kerzen, Smartphones oder andere technische Geräte. Das Leben sollte schlicht und einfach so aussehen, wie es ursprünglich einmal angelegt war: Tagsüber waren sie dem Tageslicht ausgesetzt, nachts wurde es stockdunkel. Dabei stellte sich heraus, dass sowohl die Morgen- als auch die Abendmenschen früher schlafen gingen als gewöhnlich – allerdings schliefen die Lerchen ein wenig früher ein als die Eulen. Der Unterschied zwischen den Gruppen war jedoch längst nicht mehr so ausgeprägt wie zuvor. Das zeigt: Wenn wir keinem künstlichen Licht ausgesetzt sind und in Einklang mit dem Lichtrhythmus der Natur leben, legen sich Eulen und Lerchen beide früher schlafen.

Man hat ohnehin festgestellt, dass Abendmenschen empfindlicher auf äußere Einflüsse reagieren als Morgenmenschen. Eine Eule, die tagsüber kein Tageslicht tankt und auch nicht in der Nähe des Fensters sitzt, wird abends stärker durch künstliches Licht wie beispielsweise von Fernseher oder Smartphone beeinflusst als eine Lerche unter denselben Bedingungen.

Studien haben gezeigt, dass es für Teenager besser ist, erst um neun Uhr dreißig mit dem Unterricht zu beginnen.

Eine Gruppe von Menschen, die ganz besonders empfindlich auf blaues, tageslichtähnliches Licht reagiert, sind Teenager. Das liegt womöglich daran, dass Jugendliche nicht mehr so leicht

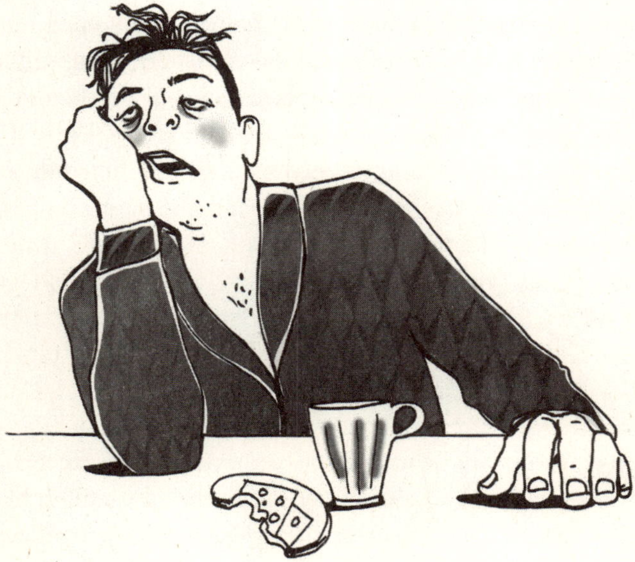

eine Schlafschuld aufbauen und dadurch abends erst später müde werden. Als Kind wird man ständig mit vielen neuen Informationen konfrontiert und baut so eine große Schlafschuld auf, die durch frühes Zubettgehen abgebaut werden muss. Die Uhr des Gehirns eines Teenagers in der Pubertät tickt aber anders. Teenager wollen länger aufbleiben und entwickeln sich in dieser Zeit meist zu Abendmenschen. Eltern von Teenagern können wahrscheinlich ein Lied davon singen, wie schwierig es ist, Teenies davon zu überzeugen, zeitig ins Bett zu gehen und das Licht zu löschen. Allerdings geht es hier meist nicht um Trotz – das interpretieren viele Eltern falsch. Die Jugendlichen sind schlicht und einfach noch nicht müde. Dennoch müssen sie am nächsten Morgen früh aufstehen ... und wachen bereits mit einer Schlafschuld auf. Wodurch sie in der Schule wiederum unkonzentrierter und weniger leistungsfähig sind.

Deshalb ist es für Jugendliche wichtig, ein paarmal in der Woche ausschlafen zu können, um sich richtig erholen zu können. In manchen Schulen hat man auf dieses Problem schon reagiert und den Unterrichtsbeginn um eine halbe Stunde nach hinten verschoben. Besser wäre es noch, wie Studien ergaben, wenn die Schule erst um neun Uhr dreißig beginnen würde. Denn dann sind die Teenager ausgeschlafener und bringen bessere Leistungen. Wie Untersuchungen zeigten, erzielten Jugendliche in einem Test schlechtere Ergebnisse, wenn dieser um acht Uhr startete, als wenn er um elf Uhr anstand.

SCHLAFSCHULE FÜR TEENIES

In einer niederländischen Studie verbesserte sich der Schlaf einer Gruppe von Jugendlichen mit chronischem Schlafmangel deutlich, nachdem sie drei Wochen lang speziellen

Schlafempfehlungen gefolgt waren. Die Forscher baten sie beispielsweise, sich täglich fünf Minuten früher schlafen zu legen und auch am Wochenende ein spätes Zubettgehen zu vermeiden. Nach zwei Wochen schliefen die Probanden schneller ein und schliefen auch länger als eine Vergleichsgruppe von Teenagern, die keine Schlafempfehlungen erhalten hatten. Darüber hinaus stellten die Forscher fest, dass die Jugendlichen, die besser geschlafen hatten, auch bei Gedächtnistests besser abschnitten. Diese Erkenntnisse machen deutlich, wie wichtig es ist, dass nicht nur Erwachsene, sondern auch bereits Jugendliche über den großen Einfluss des Schlafs auf Körper und Seele aufgeklärt werden.

DER SCHLAF-WACH-RHYTHMUS IST VERÄNDERBAR

Sobald wir unseren Schlafrhythmus als Babys gefunden haben, sind wir in der Regel erst mal Morgenmenschen, wie viele Eltern bezeugen können. Setzt die Pubertät ein, verschiebt sich das innere Uhrensystem nach hinten. Es ist also ganz normal, dass Teenager abends länger aufbleiben möchten. Allerdings beginnt sich die Körperuhr bei Mädchen ab einem Alter von zwanzig Jahren und bei Jungen ab 21 Jahren langsam erneut zu verschieben. Mit anderen Worten: Wir werden mit zunehmendem Alter schrittweise wieder zu Morgenmenschen. Dies liegt daran, dass sich mit dem Älterwerden im Gehirn immer mehr Abfallstoffe ablagern, wie beispielsweise Beta-Amyloid, ein Protein, welches eine tragende Rolle in der Entstehung der Alzheimer-Erkrankung spielt und den Verlust von Hirnzellen begünstigen kann. Und diese Ablagerungen betreffen auch unsere *master clock* im Gehirn. Wie Studien ergaben, hatten Ältere, deren Gehirn viele derartige Ablagerungen aufwies, meist auch einen gestörten Schlaf-wach-Rhythmus. Mit zunehmendem Alter erhöht sich zudem das Risiko einer Linsentrübung, durch die die auf

Licht beruhende Kommunikation zwischen den Augen und der Hauptuhr weiter erschwert wird.

Veränderungen des Schlaf-wach-Rhythmus haben jedoch nicht nur mit dem Alter zu tun. Auch äußere Faktoren spielen eine Rolle – und die betreffen jedes Lebensalter. Als Studierender hat man zum Beispiel die Freiheit, abends lange wach zu bleiben und morgens auszuschlafen. Wenn man dann Kinder hat, ist man gezwungen, gemeinsam mit den Kindern früh aufzustehen. Der Schlaf-wach-Rhythmus ist also immer ein Zusammenspiel von inneren und äußeren Faktoren.

JEMAND MUSS DAS FEUER HÜTEN!

Warum gibt es überhaupt verschiedene Chronotypen, also Morgen- oder Abendmenschen? Warum sind wir nicht alle gleich konstruiert – wäre das für unsere Gesellschaft nicht viel effektiver? Wenn man an die Steinzeit zurückdenkt, in der es überlebenswichtig war, das Feuer am Leben zu halten, scheinen dort beide Gruppen ihre Berechtigung zu haben. Denn um das Feuer zu hüten, braucht man sowohl Menschen, die früh aufstehen, als auch jene, die lange aufbleiben können. So fand man in der Gruppe immer jemanden, der zu jeder Tages- und Nachtzeit in der Lage war, aufmerksam nach Gefahren Ausschau zu halten und das Feuer in Gang zu halten.

JETLAG – DIE INNEREN UHREN STÜRZEN INS CHAOS

Wer schon einmal eine Reise in eine andere Zeitzone gemacht hat, kennt ihn sicherlich: den Jetlag. Man kann abends nicht gut einschlafen, wacht mitten in der Nacht auf und schläft einfach nicht richtig durch. Ganz zu schweigen vom fehlenden Appetit beim Mittagessen, bei dem man mehr aus Pflichtgefühl denn aus Hunger mitisst. Stattdessen überfällt einen nachts plötzlich der Hunger – und beim Frühstück kriegt man dann wieder keinen Bissen herunter. Und dann ist da noch diese permanente Müdigkeit …

Doch was passiert eigentlich in unserem Körper, wenn man von einer Zeitzone in die andere wechselt? Unsere Hauptuhr, die das Tageslicht registriert und die Information an die anderen inneren Uhren weiterleitet, ist flexibel und kann sich schnell an neue Zeitzonen anpassen. Stellen Sie sich vor, Sie fliegen heute um 15 Uhr von Deutschland nach Chicago. Sie kommen dort um 17 Uhr Ortszeit an, doch aufgrund des Zeitunterschieds von sieben Stunden ist es zu Hause in Deutschland schon Mitternacht. Ihre *master clock* stellt fest, dass es in Chicago hell ist und meldet den anderen Uhren: »Hier ist es hell, seid wach und auf Zack!« Die Uhren im Körper passen sich aber unterschiedlich schnell der neuen Zeitzone an. Während die Leber-Uhr glaubt, immer noch in Deutschland zu sein und sich bald auf den Nachtmodus umstellen zu müssen, ist die des Darms schon etwas weiter und befindet sich bei diesem Beispiel vielleicht schon in Großbritannien. Verständlicherweise führt diese Situation im Körper zu viel Durcheinander im Zusammenspiel der Organe und in der Folge zu Stoffwechselstörungen und körperlicher Ermüdung.

Man könnte die Hauptuhr mit einem besonders flexiblen Dirigenten vergleichen, der seinem Orchester mitteilt: »Liebe Leute, bleibt bitte im Konzertsaal und spielt weiter. Es ist noch kein Feierabend!« Die Orchestermitglieder willigen ein, wenn auch mit unterschiedlich viel Begeisterung, und es dauert eine Weile, bis die Musiker wieder in den Flow gekommen sind und gemeinsam das gewohnte Tempo erreichen. Denn jeder ist unterschiedlich gut darin, sich neuen Gegebenheiten anzupassen.

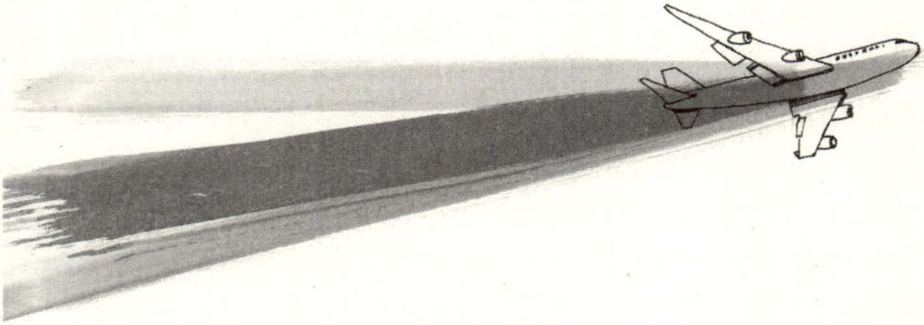

Der Pianist braucht mehr Zeit, um wieder gut spielen zu können, der Trompeter etwas weniger, die erste Geige kann sich schnell umstellen, und deshalb kommt alles aus dem Takt, und das Stück klingt schrecklich schief.

Aber wie kann man die Uhren des Körpers besser auf eine Reise in eine andere Zeitzone vorbereiten? Wenn man in den Westen reist, ist es eine gute Idee, einige Tage vor der Reise das Tageslicht zu meiden und sich stattdessen abends viel blauem, tageslichtähnlichem Licht auszusetzen. Außerdem sollte die Laufrunde auf den Abend verschoben werden. Dann verschiebt sich der Schlaf-wach-Rhythmus und ist auf ein Leben in Chicago besser vorbereitet. Es ist auch schlau, das Abendessen allmählich weiter nach hinten zu verschieben, damit das Dinner in Chicago zeitlich nicht mehr ganz so weit davon entfernt ist.

Vor der Rückreise macht man es dann umgekehrt: Man isst früh zu Abend, meidet abends Smartphones und unnötiges Licht und tankt besonders morgens viel Tageslicht. Allerdings ist es für uns Menschen schwieriger, unsere inneren Uhren vorzustellen (also nach Osten zu fliegen), als sich an einen Tagesrhythmus anzupassen, der hinter dem unsrigen liegt (im Westen). Wenn man sich nämlich Richtung Osten aufmacht, hat die Hauptuhr weniger Lichtstunden zur Verfügung, um sich bei der Ankunft mit der neuen Zeitzone zu synchronisieren. Als Faustregel gilt, dass man auf dem Weg nach Westen einen Tag und nach Osten anderthalb Tage pro Zeitzone benötigt, um den Schlaf-wach-Rhythmus vollkommen an die neue Zeitzone anzupassen. Das heißt, wer nach England fährt, welches eine Zeitzone hinter uns liegt, braucht einen Tag, um den Schlaf-wach-Rhythmus anzupassen. Auf dem Rückweg dauert es dann anderthalb Tage, um wieder in den richtigen Takt zu kommen.

Abendmenschen haben bei der Reise nach Westen einen Vorteil. Sie finden schneller in den neuen Schlaf-wach-Rhythmus, weil ihr Takt ohnehin schon nach hinten verschoben ist. Dieser Vorteil kehrt sich auf dem Weg gen Osten aber in einen gehörigen Nachteil um. Denn der Abstand zwischen dem eigenen Rhythmus und der lokalen Zeit ist größer als bei einem Morgenmenschen. Letztere gehen ja ohnehin schon früher schlafen, und der Abstand wird für die Eulen so noch größer.

MELATONIN – DIE ANTI-JETLAG-PILLE?

In aller Welt schwärmen Geschäftsleute und andere Menschen, die häufig in verschiedenen Zeitzonen unterwegs sind, von Melatonin-Supplementen zur schnelleren Überwindung des Jetlags. Für jemanden, der beispielsweise von Chicago kommend um 22 Uhr deutscher Zeit in Hamburg landet, ist es gefühlt erst 15 Uhr – müde genug zum Schlafengehen ist man da noch nicht. Durch die Einnahme von Melatonin kann man der Müdigkeit tatsächlich ein wenig auf die Sprünge helfen. Zu einer besseren Schlafqualität verhilft sie aber nicht. Melatonin ist nämlich kein »Schlafhormon« im Sinne eines schlafverbessernden Hormons, es steuert nur das Timing unseres Schlafs. Es ist ein Hormon unserer inneren Uhr, das sozusagen

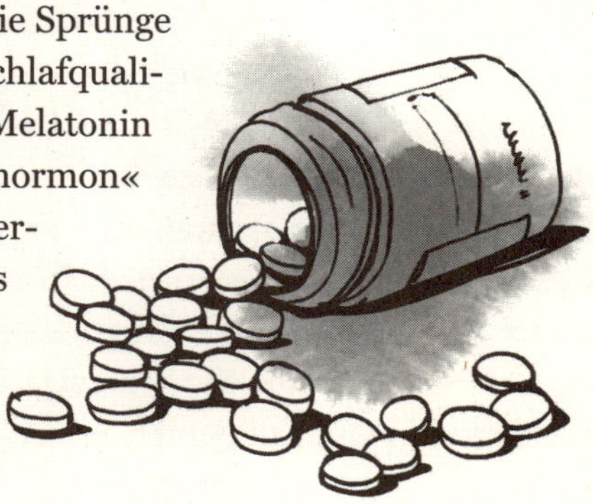

die Tür zum Schlafzimmer öffnet und uns auffordert: »Ab ins Bett!« Wie genau man schläft, ob gut oder schlecht, steuert Melatonin nicht. Das heißt also, dass die Einnahme von Melatonin bei einem Jetlag helfen kann, den Körper auf den Schlaf einzustimmen. Man sollte allerdings nicht erwarten, dass man damit besser schläft als gewöhnlich.

In den Vereinigten Staaten wird Melatonin in Apotheken und sogar in Supermärkten verkauft. In Deutschland ist es jedoch verschreibungspflichtig, und das ist auch gut so. Denn es ist umstritten, welche Auswirkungen eine langfristige Einnahme von Melatonin auf unseren Körper haben kann. Dreißig Prozent aller Menschen haben aufgrund einer genetischen Veranlagung Körperzellen mit Melatoninrezeptoren, die besonders stark auf Melatonin reagieren. Das kann beispielsweise dazu führen, dass die Bauchspeicheldrüse weniger Insulin ausschüttet. Insulin ist aber wichtig für den Transport von Glukose aus dem Blut ins Gewebe, zum Beispiel ins Muskel- oder Fettgewebe. Wenn diese Menschen Melatonin einnehmen, wird bei ihnen also weniger Insulin ausgeschüttet, was zu Hyperglykämie (zu viel Glukose im Blut) führen kann. Melatonin-Supplemente können hier also den Körper belasten, insbesondere wenn man gleichzeitig viele Kohlenhydrate zu sich nimmt. Es gibt jedoch auch Situationen, in denen eine regelmäßige Melatonin-Einnahme am Abend notwendig sein kann. Manche blinden Menschen, nämlich diejenigen, die gar kein Licht wahrnehmen können, müssen Melatonin zuführen, um einen stabilen Schlaf-wach-Rhythmus zu entwickeln. Darüber hinaus vermutet man, dass Melatonin in Verbindung mit Licht zur Behandlung von Krankheiten dienen kann, die mit einem gestörten Schlaf-wach-Rhythmus verbunden sind, wie beispielsweise Depressionen, Schizophrenie, Autismus und ADHS. Bevor man hier jedoch Empfehlungen aussprechen kann, sind Studien zu den Nebenwirkungen und Langzeiteffekten nötig.

SOZIALER JETLAG

Man muss aber nicht mehrere Zeitzonen kreuzen, um einen Jetlag zu bekommen. Auch zu Hause können uns jetlagähnliche Symptome ereilen, was dann als »sozialer Jetlag« bezeichnet wird.

Und wie entsteht dieses Phänomen? Hierzu ein Beispiel: Es ist Freitagabend – endlich Wochenende! Zeit, sich mit den Kindern vor den Fernseher zu setzen, Chips zu essen und sich ein Feierabendbier zu gönnen. Oder auch zwei. Oder drei. Nach einer stressigen Woche, in der man zu wenig geschlafen hat, hat man sich das doch verdient! Weil man ja am Samstag ausschlafen kann, bleibt man ein paar Stunden länger auf. Der Alkohol hilft einem auch, schnell einzuschlafen. Doch im Laufe der Nacht entpuppt er sich als echter Schlafkiller – wir kommen nicht richtig in den Traumschlaf, schlafen fragmentiert und wachen oft auf. Manchmal löst Alkohol auch eine Schlafapnoe aus, der Atem setzt also während des Schlafens immer wieder kurz aus, was für den Körper Stress pur bedeutet. Er gerät in eine Art Alarmzustand und muss sich sehr anstrengen, um sich zwischen den Atemstillständen mit ausreichend Sauerstoff zu versorgen. Erholung ist dann Fehlanzeige. Inzwischen ist es Samstagmorgen, die Kinder quengeln, dass man aufstehen soll. Man zieht sich die Decke über den Kopf, will nicht gestört werden, denn obwohl man acht, neun Stunden geschlafen hat, war die Schlafqualität schlecht und der Körper konnte nicht regenerieren.

Dann kommt der Abend. Es ist Wochenende, also kann man sich doch ein gutes Essen und ein oder zwei Gläser Wein gönnen. Wieder geht man spät ins Bett und schläft genauso schlecht wie in der Nacht zuvor. Sonntagabend ist der Schlaf-wach-Rhythmus dann bereits so verschoben, dass man es nicht früh genug ins Bett schafft, um am Montagmorgen ausgeruht aufstehen zu können. Man wacht mit Ringen unter den Augen auf und braucht viel Kaffee, um bei der Arbeit überhaupt die Augen offen halten zu können. Diagnose: sozialer Jetlag! Unter den inneren Uhren herrscht Chaos, alles ist aus dem Takt geraten.

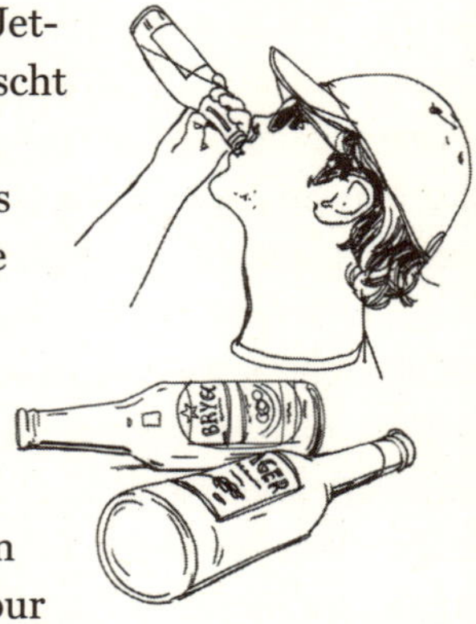

Dieses Phänomen ist besonders bei Teenagern weit verbreitet. Eine schwedische Studie zeigte, dass Teenager am Wochenende ihren Schlaf-wach-Rhythmus im Schnitt um vier Stunden verschieben. Das bedeutet, dass sie erst am nächsten Donnerstag wieder in die richtige Spur kommen, doch dann steht bereits das nächste Wochenende vor der Tür – und damit auch der nächste soziale Jetlag.

Dass dieses Verhalten nicht gerade förderlich ist für die Leistungen in Schule und Beruf, liegt wohl auf der Hand. Unser Körper leidet, wenn er nicht ausreichend Traum- und Tiefschlaf bekommt, und es fällt ihm schwer, aufmerksam und produktiv zu sein (mehr dazu in Kapitel 2).

Übrigens sind Morgenmenschen hier vermutlich im Vorteil. Sie sind weniger anfällig für den sozialen Jetlag, weil der Drang, abends zu den gewohnten Zeiten schlafen zu gehen, bei ihnen stärker ausgeprägt ist.

DER WINTERBLUES

Wenn die Tage kürzer und die Bäume langsam kahl werden, sinkt bei vielen die Stimmung in den Keller. Manche fallen in ein regelrechtes Loch; Diagnose: saisonal abhängige Depression oder Herbst-Winter-Depression. In Skandinavien ist sie besonders häufig, doch auch in Deutschland leiden viele Menschen darunter.

Wie bereits gesagt, haben Tageslicht und Temperatur einen großen Einfluss auf unseren Schlaf-wach-Rhythmus. Im Laufe der Jahreszeiten, wenn sich die Temperaturen und auch die Tageslichtstunden verändern, sind unsere inneren Uhren immer wieder gezwungen, sich anzupassen. Dies kann man als eine Art »saisonalen Jetlag« bezeichnen.

Die meisten Menschen haben sich an die jahreszeitlichen Veränderungen angepasst und können gut damit leben. Diese Akklimatisierung hat vermutlich durch Epigenetik stattgefunden, das heißt durch Veränderungen im genetischen Code aufgrund von äußeren Einflüssen, die in die nächste Generation weitervererbt werden können. Es gibt aber zahlreiche Menschen, die mit der abnehmenden Anzahl an Tageslichtstunden nicht gut umgehen können. Und das nicht nur, weil sie vielleicht aus wärmeren, helleren Breitengraden stammen und nicht mit unseren Jahreszeiten aufgewachsen sind. Auch hier akklimatisierte Menschen leiden darunter und würden wahrscheinlich in Portugal, wo der Unterschied zwischen den Jahreszeiten nicht so groß ist, keine oder zumindest weniger Beschwerden haben. Menschen mit Herbstdepressionen haben Probleme, ihren Schlaf-wach-Rhythmus an äußere Faktoren anzupassen, und schlafen deshalb oft schlecht (mehr über Schlaf, Tageslicht und psychische Gesundheit in Kapitel 7).

Die Skandinavier haben auch noch ein weiteres Problem: In den Sommermonaten wird es im Norden kaum dunkel, man bleibt deshalb abends länger auf und schläft nicht nur kürzer, sondern auch schlechter. Um den Schlaf-wach-Rhythmus dennoch stabil zu halten und abends müde zu werden, sollten sich Skandinavier deshalb im Sommer viel im Freien aufhalten und Tageslicht tanken. Wichtig ist daneben vor allem, das Schlafzimmer in der hellen Jahreszeit immer gut abzudunkeln – dann steht einem guten Schlaf nichts mehr im Wege.

Forscher des Sommerinstituts für historische Geophysik auf den Åland-Inseln haben gemeinsam mit Christian Benedicts Forscherteam vermutlich den allerersten dokumentierten

Beweis dafür gefunden, dass wir unseren Schlaf-wach-Rhythmus an die Jahreszeiten anpassen. Sie haben geomagnetische Daten analysiert, die der schwedische Astronom Olof Hiorter von Dezember 1746 bis November 1747 an der Universität Uppsala gesammelt hatte. Dadurch konnten sie Schlussfolgerungen über Hiorters Schlafgewohnheiten an seiner Position auf sechzig Grad nördlicher Breite ziehen. Die Schlafdauer war im Sommer (5–5,5 Stunden) deutlich kürzer als im Winter (8,5–9 Stunden). Dieser Unterschied lag fast ausschließlich darin begründet, dass er im Mittsommer dreieinhalb bis vier Stunden früher aufstand als im Winter. In der Mitte des Winters kam er um sieben Uhr dreißig aus den Federn, im Mittsommer hingegen schon um drei Uhr fünfzig. Die Aufstehzeit war an die Zeit des Sonnenaufgangs gekoppelt, wenn auch mit einer kleinen Abweichung. Im Winter stand Hiorter etwa eine Stunde vor Sonnenaufgang auf, im Sommer etwa eine Stunde danach.

SCHLAFEN – EIN 24-STUNDEN-JOB FÜR UNSEREN KÖRPER

Wie bereits erwähnt, wird der Schlaf-wach-Rhythmus auch dadurch beeinflusst, was und wann man isst und wann man Sport treibt. Deshalb ist es wichtig, auf eine gute Schlafhygiene zu achten – also Gewohnheiten zu entwickeln, die für einen gesunden Schlaf förderlich sind. Wenn man zum Beispiel in den wachen Stunden des Tages für einen stabilen Schlaf-wach-Rhythmus sorgt, indem man sich bereits bei Morgenlicht im Freien bewegt, im Hellen Sport treibt, abends kleinere Portionen isst und Smartphone und Computer beiseitelegt, schläft man nachts besser. Timing ist das Zauberwort, wenn es um einen besseren Schlaf geht. Kaffee ist eine gute Sache, allerdings nur morgens, nicht abends. Dasselbe gilt für Sport. Wer zu spät abends trainiert, beeinflusst seinen Schlaf-wach-Rhythmus und den eigenen Schlaf negativ – und damit auch sein Wohlbefinden! Unser

Schlaf ist ein Produkt des kompletten Tages, mit seinen ganzen 24 Stunden. Darum kann man mit der richtigen Schlafhygiene in den Stunden des Wachseins für einen guten Nachtschlaf sorgen.

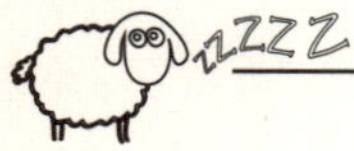

SO STABILISIERT MAN SEINE INNERE UHR

1. Rausgehen und Tageslicht tanken! Je früher am Tag, desto besser, denn morgens reagiert die innere Uhr besonders empfindlich auf Licht. An einem sonnigen Tag reichen schon dreißig Minuten im Freien aus, an einem bewölkten Tag ist die Lichtintensität schwächer, und man muss die Zeit draußen etwas verlängern.
2. Wer nicht rausgehen kann, sollte sich in die Nähe eines Fensters setzen. Ist auch das nicht möglich, kann man Tageslichtlampen aufstellen, die einen in den Morgenstunden mit tageslichtähnlichem Licht versorgen.
3. Abends auf Tablet, Computer und Smartphone den Blaulichtfilter aktivieren. Zumindest in neueren Modellen ist das möglich und lässt sich über die Einstellungen regeln.
4. Sport im Hellen treiben, möglichst am Vormittag. Abends hingegen sollte man schweißtreibenden Sport vermeiden, da dieser den Körper aktiviert und so das Einschlafen erschwert.
5. Die Heizung vor dem Schlafgehen herunterregeln und im Schlafzimmer für eine gute Luftzirkulation sorgen.
6. Frühstücken wie ein Kaiser, mittagessen wie ein König und abendessen wie ein Bettler – denn das Verdauungssystem braucht nachts eine Pause.

DIE DIGITALE REVOLUTION – DER GRÖSSTE SCHLAFRÄUBER

Weniges hat in der Menschheitsgeschichte zu einem so massiven Wandel des Lebens geführt wie die digitale Revolution. Heutzutage sitzen große Teile der Menschheit tagsüber regungslos vor dem Computer und machen es sich abends mit Tablet und Smartphone auf dem Sofa gemütlich. Wir sind körperlich nicht mehr so aktiv, wie es ursprünglich angelegt war. Für unsere geistige und körperliche Gesundheit hat sich dies als verheerend erwiesen. Stillsitzen ist eine echte Gefahr für unsere Gesundheit. Auch dass wir den ganzen Tag in Räumen verbringen und kaum Tageslicht tanken, ist eine Gefahr für unser Wohlbefinden. Wie bereits im vorherigen Kapitel erwähnt, ist das Tageslicht, insbesondere in den Morgenstunden, ausschlaggebend für die Feinjustierung unserer inneren Uhr und damit auch unseres Schlaf-wach-Rhythmus. Es ist daher kein Wunder, dass in Folge von mangelnder Lichtaufnahme Einschlaf- und andere Schlafstörungen zunehmen.

Auch das blaue Licht, das die Bildschirme von Computern, Tablets und Smartphones ausstrahlen, stellt ein Gesundheitsrisiko dar. Denn dieses Licht ähnelt dem Tageslicht und kann deshalb die Melatoninausschüttung im Körper verzögern und damit auch die Schlafenszeit nach hinten verschieben. In einer amerikanischen Studie aus dem Jahr 2015 ließ man die Probanden vier Stunden vor dem Schlafengehen Bücher lesen. Sie sollten zunächst fünf Tage Bücher aus Papier und weitere fünf Tage Bücher auf E-Readern lesen. Das Ergebnis: Nach der Lektüre auf dem E-Reader kam es tatsächlich zu einer verzögerten Melatoninausschüttung. Die Probanden schliefen später ein, fühlten sich abends weniger müde, der REM-Schlaf war kürzer, und sie fühlten sich morgens weniger ausgeruht als nach der Lektüre von Papierbüchern.

Eine ähnliche Studie wurde in Norwegen durchgeführt: Probanden sollten dreißig Minuten vor dem Schlafengehen etwas auf Papier oder auf dem Smartphone lesen. Die Probanden schliefen nach der Papierlektüre zwar genauso schnell ein und schliefen genauso lange wie bei der Nutzung des Smartphones. Allerdings fühlten sich die Probanden nach dem Lesen auf dem Bildschirm abends weniger schläfrig, und der wichtige Tiefschlaf war zu Beginn der Nacht nicht so tief. Blaues Licht am Abend kann also durchaus unangenehme Folgen haben.

Wir möchten aber betonen, dass dies nur bei gleichzeitiger fehlender Tageslichtaufnahme der Fall ist. Dies konnte unter anderem durch das folgende Experiment nachgewiesen werden, das von Christian Benedict und seinen Kollegen durchgeführt wurde: Sie untersuchten, wie der Gebrauch von Tablets am Abend den Schlaf einer Gruppe von jungen Frauen und Männern beeinflusste, wenn sie tagsüber starker Lichteinstrahlung ausgesetzt gewesen waren. Dabei stellte sich heraus, dass eine zweistündige Verwendung eines auf höchste Helligkeit eingestellten Tablets keinen Einfluss auf den Schlaf hatte, wenn die Probanden zuvor ausreichend Licht getankt hatten. Das könnte bedeuten, dass ein Aufenthalt im Tageslicht, zum Beispiel durch Outdoor-Aktivitäten oder Sport, den durch blaues Bildschirmlicht ausgelösten Schlafstörungen vorbeugen kann.

Wie sehr man abends durch das blaue Bildschirmlicht beeinflusst wird, hängt also davon ab, wie viel Licht man tagsüber tankt. Das Gehirn scheint abends nicht so empfindlich auf tageslichtähnliches Licht zu reagieren, wenn man zuvor längere Zeit im Tageslicht war. Das eigentliche Problem scheinen demnach nicht die digitalen Geräte, sondern der Mangel an Tageslicht zu sein. Deshalb ist es insbesondere in der dunklen Jahreszeit wichtig, sich keinen Sonnenstrahl entgehen zu lassen. Im Sommer hingegen, wenn es viel länger hell ist und man sogar abends noch Tageslicht genießen kann, ist das blaue Bildschirmlicht kein Problem.

Vor allem Teenager reagieren besonders empfindlich auf die Auswirkungen der digitalen Revolution. Ihr Schlaf-wach-Rhythmus ist ohnehin verschoben, und sie werden abends später müde als der Durchschnitt. Wenn sie zudem noch tagsüber kein Licht im Freien tanken, saugt ihr Körper das blaue Licht abends gierig auf, ihr Schlaf-wach-Rhythmus wird noch weiter nach hinten verschoben, und sie schlafen abends noch später ein. Nicht selten bleiben sie bis in die Morgenstunden wach. Deshalb ist es für Teenager ganz besonders wichtig, morgens ins Freie zu gehen, Morgenlicht zu tanken und die inneren Uhren zu eichen. Und natürlich müssen die Smartphones lange vor dem Schlafengehen ausgeschaltet werden. Die

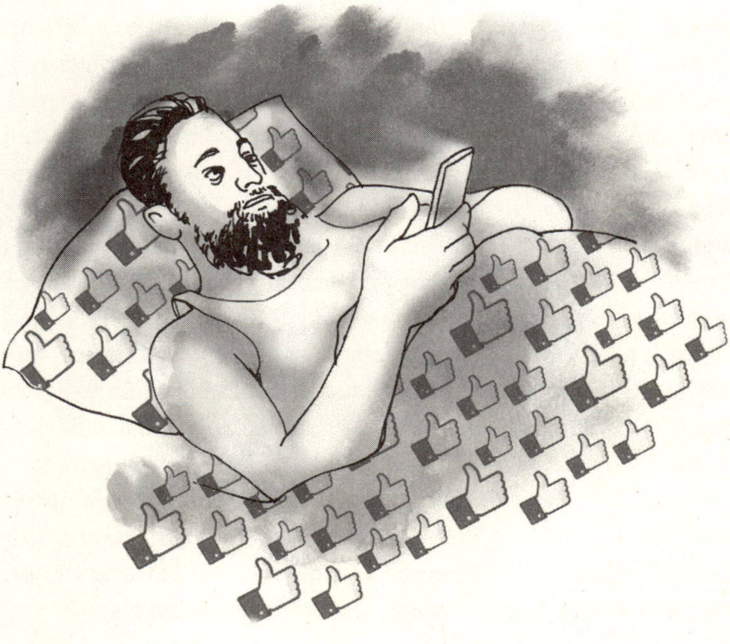

häufige Empfehlung von Schlafforschern lautet, Geräte mit Bildschirmen mindestens eine Stunde vor dem Zubettgehen auszuschalten.

Dass dies bei pubertierenden Jugendlichen meist kein Gehör findet, dürfte jedem klar sein. Es gibt allerdings spezielle Brillen, die das blaue Licht herausfiltern. Vielleicht lässt sich der betreffende Teenager ja davon überzeugen, eine solche wenigstens in den Abendstunden aufzusetzen. Für Menschen, die morgens kein Tageslicht tanken können, gibt es Tageslichtlampen, die man direkt am Morgen einsetzen kann. Empfehlenswert sind auch Apps oder Software, die die Bildschirm-Farbtemperatur automatisch an die Tageszeit anpassen, wie Nightshift für das iPhone, f.lux für PCs oder Nightmode für Android-Geräte.

Es gibt aber noch einen weiteren Faktor, den die digitale Welt mit sich bringt und der Einfluss auf den Schlaf haben kann. Ein Faktor, den man nicht einfach herausfiltern kann und der nur verschwindet, wenn man Computer und Smartphone ausschaltet. Gemeint sind die sozialen Medien wie Instagram, Snapchat, YouTube und TikTok, die insbesondere Jugendliche fleißig nutzen und die ständige Aufmerksamkeit erfordern. In den sozialen Medien möchte man mit hochgeladenen Texten, Videos oder Fotos möglichst viele Likes und damit Bestätigung bekommen. Man postet Fotos von coolen Partys, die man gerade besucht, lichtet seinen gestählten Körper am karibischen Palmenstrand ab, kleidet sich nach den neuesten Trends oder macht durch lustige, verrückte Aktionen auf sich aufmerksam. Ohne Likes fühlt sich so mancher minderwertig. Genauso kann die Angst, etwas Wichtiges oder Neues in den sozialen Netzwerken zu verpassen, dazu führen, dass wir permanent unser Smartphone kontrollieren. Es droht »FOMO« (*fear of missing out*, also die Angst, etwas zu verpassen) und damit einhergehend noch mehr Stress und noch mehr Stresshormone. Das hat natürlich Auswirkungen auf den

Schlaf. Denn wer gestresst ist, hat Probleme, einzuschlafen, wacht nachts häufig auf und hat zu wenig regenerierenden Tiefschlaf.

Für Kinder und Jugendliche ist das Streben nach Anerkennung in den sozialen Medien besonders problematisch. Denn bei ihnen ist die vordere Hirnregion, der Frontallappen, der unter anderem für die Impuls- und Emotionskontrolle zuständig ist, noch nicht voll entwickelt. Hasskommentare treffen deshalb ungefiltert direkt ins Herz, man hat zu wenig Abstand zu den Posts anderer, und es fehlt die Einsicht, dass es sich hier nur um einen kleinen Ausschnitt des Lebens handelt, der nichts über die vielen anderen Facetten der Persönlichkeit aussagt.

Es gibt zahlreiche Studien, die belegen, dass Schlafstörungen bei Kindern und Jugendlichen direkt mit der Digitalisierung zusammenhängen.

Problematisch wird es, wenn sich Kinder und Jugendliche permanent in den sozialen Medien bewegen, Dinge posten und die Statusmeldungen anderer checken. Wenn man bedenkt, wie der Mensch ursprünglich gelebt hat – in kleinen Gemeinschaften von ein paar Hundert Personen –, könnte der Unterschied nicht größer sein. Damals gab es nur diese Menschen in der direkten Umgebung, mit denen man sich vergleichen konnte und mit denen man verglichen wurde. Jetzt hat man über das Smartphone in seiner Hand eine Verbindung zur ganzen Welt und wird darüber mit weit mehr Eindrücken konfrontiert, als unser Gehirn verarbeiten kann – insbesondere das noch nicht voll entwickelte Gehirn eines Kinds oder Teenagers. Die Folgen sind Stress, Angst, erhöhte Empfindsamkeit – und Schlafprobleme. Es gibt zahlreiche Studien, die zeigen, dass Schlafstörungen bei Kindern und Jugendlichen direkt mit der Digitalisierung zusammenhängen.

SCHLAFRÄUBER UND LEISTUNGSSENKER TWITTER

Eine Studie ergab, dass Basketballprofis der National Basketball Association in den USA schlechtere Leistungen brachten, wenn sie in der Nacht zuvor auf Twitter aktiv gewesen waren. Sie verwandelten weniger Rebounds und erzielten weniger Punkte. Diese Ergebnisse zeigen, dass akuter Schlafentzug, beispielsweise aufgrund von nächtlichen Twitter-Aktivitäten, Auswirkungen auf die Leistung am Folgetag haben kann. Eine andere Studie konnte außerdem zeigen, dass schlechter Schlaf das Risiko, sich beim Sport zu verletzen, erhöht. Sportbedingte Kopfverletzungen sind drei- bis fünfmal häufiger bei Sportlern, die nicht ausreichend Schlaf bekommen.

Doch auch an uns Erwachsenen geht der Druck, der durch die digitale Revolution entstanden ist, nicht spurlos vorüber. Auch wir schlafen schlechter. Dank der Digitalisierung sind wir rund um die Uhr erreichbar und können überall arbeiten. Abstand von der Arbeit zu bekommen, ist schwer. Es gibt jedoch verschiedene Methoden, um diesem Stress entgegenzuwirken: zum Beispiel nach Feierabend keine Jobmails mehr zu checken oder ein Zweithandy für die Arbeit anzuschaffen, das abends abgeschaltet wird. Und im Urlaub sollte man natürlich überhaupt keine Jobmails lesen.

WENN DIE SCHLAF-APP WACH HÄLT

Eigentlich sind intelligente Armbänder und Schlaf-Apps, mit denen wir unseren Schlaf überwachen können, eine gute Idee. Sie können beispielsweise bei der Entdeckung von Schlafapnoen helfen. Manche Menschen reagieren aber mit Angst und Stress auf die Statusmeldung, dass sie zu wenig oder zu schlecht geschlafen haben – und dann schlafen sie noch schlechter. Dies bestätigt auch eine im *Journal of Clinical Sleep Medicine* erschienene Beobachtungsstudie. Dort wird unter anderem der Fall eines 39-jährigen Mannes geschildert, der eine Handy-App benutzte, um seine an sich normalen Schlafgewohnheiten zu überwachen. Weil er sich durch seine Schlaf-App daraufhin aber so sehr selbst unter Druck setzte, möglichst gut zu schlafen, bekam er Ein- und Durchschlafprobleme. Dieses Beispiel zeigt, dass Schlaf-Apps bei manchen Menschen Stress verursachen können, der dann sogar zu Schlafstörungen führen kann.

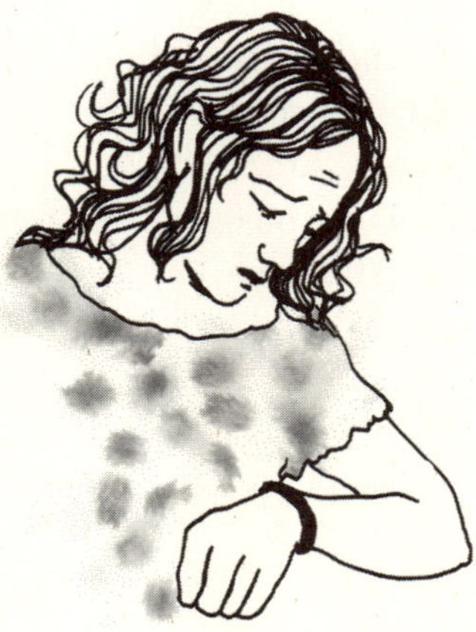

TEIL 2

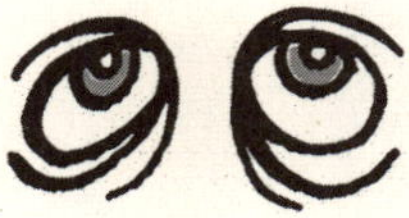

SCHLAF WIRKT WUNDER

SCHLAF DICH SCHLAU

Damals:
Vor einer Klausur haben Sie bis spät in die Nacht gelernt und sich morgens um sieben Uhr aus dem Bett gequält. Sie haben sich durch den Tag gegähnt und konnten sich bei der Klausur an nichts von dem erinnern, was Sie in der vergangenen Nacht gelernt hatten. Auf dem Weg von der Uni nach Hause sind Sie oft nur knapp an einem Unfall vorbeigeschrammt. Zu Hause angekommen, lagen Sie nur noch stundenlang mit dem Smartphone auf dem Sofa.

Heute:
Sie gehen frühzeitig ins Bett und sind morgens ausgeschlafen. Bei der Prüfung können Sie sich an jedes Detail erinnern, das Sie am Vortag gelernt haben. Nach der Uni gehen Sie ins Fitnessstudio, dann bereiten Sie sich ein paar Stunden lang diszipliniert auf das anstehende Referat vor.

Wie man heute weiß, bringt es gar nichts, sich die Nacht hindurch Wissen ins Hirn zu hämmern. Im Gegenteil: Wer effektiver und schneller lernen möchte, sollte schlafen! Der Schlaf ist unser wirkungsvollstes Werkzeug zur Gedächtnisbildung, und er sorgt darüber hinaus dafür, dass wir uns nicht von Impulsen leiten lassen und Dinge ständig aufschieben. Wer für einen guten Schlaf sorgt, schafft damit also auch die Voraussetzung für Wissen und Erfolg.

SCHLAFEN STÄRKT DAS GEDÄCHTNIS

Wenn man wach ist, arbeitet das Gehirn auf Hochtouren – in der Schule, bei der Arbeit, beim Kochen oder beim Lernen. Auch wenn man sich mit Freunden trifft, mit seinen Kindern spielt, Rechnungen bezahlt, ja, bei jeder Tätigkeit ist das Gehirn gefordert. Und das kostet viel Energie, denn alle Eindrücke, die man im Laufe des Tages sammelt, generieren im Gehirn neue Synapsen (Verbindungen zwischen den Nervenzellen). Am Ende des Tages ist das Hirn so abgekämpft, dass es nachts ruhen muss, um Kraft für den nächsten Tag zu tanken. Es entfernt in der Nacht den Großteil der neu entstandenen Nervenzellenverbindungen, um ausreichend freie Kapazitäten für den Folgetag zu schaffen. Diese Aufräumaktion im Hirn nennt man auch »synaptisches Downscaling«. Verschont werden nur Verbindungen, die das Gehirn als wichtig erachtet, wie die Synapsen für die Englischvokabeln, die man mehrere Tage lang immer wieder wiederholt hat. Diese wird das Gehirn zudem tiefer im Gedächtnis verankern. Die meisten Erinnerungen aber – etwa wo man nach dem Training seine Laufschuhe abgestellt hat oder was genau man für die Klassenfahrt des Sohnes bezahlen soll – verschwinden wieder, weil sie für unser Überleben vollkommen unwichtig sind.

Doch wie gelangen Erinnerungen aus dem Kurzzeitgedächtnis ins Langzeitgedächtnis? Dazu ein kleines Beispiel: Nehmen wir an, Sie haben abends Englischvokabeln gepaukt und zum Beispiel gelernt, dass Schlaf auf Englisch *sleep* heißt. Während Sie die neuen Vokabeln erlernen, wird eine temporäre Gedächtnisspur im Hippocampus hinterlegt, dem Kurzzeitspeicher des Gehirns. Mit anderen Worten speichert der Hippocampus ab, welche Areale im Gehirn beim Pauken der Englischvokabeln benutzt worden sind. Wenn Sie nun schlafen, kommt es zur Konsolidierung dieser Erinnerungen. Dies geschieht vor allem im Tiefschlaf. Die Gehirnwellen aus dem Bereich, der für das Sprachgedächtnis zuständig ist, bitten den Thalamus: »Schick uns ein paar Schlafspindeln!« – was der Thalamus selbstverständlich gerne übernimmt. Schlafspindeln bestehen aus extrem kurzen, schnellen Gehirnwellen (zehn bis 15 Wellen pro Sekunde). Sie fungieren als eine Art Signal. Wenn dieses Signal ertönt, wird der Kalziumstrom in die Nervenzellen erleichtert, was wiederum eine bessere Voraussetzung für die Stärkung der Synapsen (die im Wachzustand gebildet wurden) schafft. Deshalb sind Schlafspindeln für den Aufbau des Langzeitgedächtnisses so wichtig.

Wenn die langsamen Gehirnwellen ihre höchsten Höhen erreichen und laut singen: »*Sleep* bedeutet Schlaf!«, hört dies allerdings nicht nur der Thalamus, auch der Hippocampus vernimmt den Gesang der Wellen und zieht daraus den Schluss: »Ah ja, genau, *sleep* heißt Schlaf, das hatte der Teil der Großhirnrinde, der für die Sprachverarbeitung zuständig ist, ja im Wachzustand gelernt.« Der Hippocampus sendet daraufhin Wellenpakete mit hundert bis 150 Wellen pro Sekunde, sogenannte *hippocampal ripples*, an die Sprachrinde des Gehirns. Damit möchte er sicherstellen, dass nur die Nervenschaltkreise, die erforderlich sind, um sich daran zu erinnern, dass *sleep* Schlaf bedeutet, durch Schlafspindeln zur Langzeitgedächtnisbildung angeregt werden. Anders ausgedrückt, hat der Hippocampus gespeichert, welche Nervenschaltkreise zum Lernen der Vokabel beigetragen haben, und er nutzt die *ripples*, um die Spindeln an den richtigen Ort zu führen.

Neue Untersuchungen zeigen ebenfalls, dass die *ripples* die Schlafspindeln vom Thalamus in diejenige Hirnregion zu leiten scheinen, in der die neue Gedächtnisspur gebildet wurde. Die Wellenpakete sind also ausschlaggebend dafür, dass die Schlafspindeln die Nervenzellen finden, die wichtig sind, um Neuerlerntes im Langzeitgedächtnis zu verankern. Der Hippocampus ist somit eine Art temporäre Festplatte, auf der neu generierte Gedächtnisspuren zuerst gespeichert und dann – nach der Konsolidierung im Schlaf – wieder gelöscht werden.

Im Tiefschlaf werden die Nervenschaltkreise, die für das Erlernen neuer Fakten zuständig sind, reaktiviert. Die langsamen und schnellen Gehirnwellen, die zur Kommunikation mit Großhirnrinde, Thalamus und Hippocampus verwendet werden, helfen somit bei der Verankerung der neuen Synapsen, die wiederum erforderlich sind, um sich daran zu erinnern, dass *sleep* Schlaf bedeutet.

Neue, in der Fachzeitschrift *Science* veröffentlichte Erkenntnisse zeigen zudem, dass die kurzen, schnellen Wellenpakete des Hippocampus irrelevante Gedächtnisspuren, die sich rund um die Nervenzellen befinden, die zum Aufbau der neu gebildeten Erinnerungen beitragen, ausschalten. Zum besseren Verständnis hier ein Beispiel: Sie stehen in einem Raum voller Musiker. Einer von ihnen, der Pianist, soll bei einem anstehenden Konzert ein Solo spielen. Er übt seine Melodie immer und immer wieder, und gleichzeitig spielen auch die anderen Musiker ihre Passagen – der Bassist, der Geiger, der Trompeter. Sie als Zuhörer sind überfordert, Sie erkennen keine Melodie mehr, alles wird zur Kakofonie. Die kurzen Wellen des Hippocampus haben die Funktion eines Dirigenten, der dafür sorgt, dass keiner der anderen Musiker den Pianisten mehr übertönt. Die Wirkung ist enorm! Endlich hören Sie die Melodie des Pianisten klar und deutlich. Und etwas Vergleichbares passiert auch, wenn Erinnerungen in der Großhirnrinde konsolidiert werden.

Doch wie entscheidet das Gehirn, welche neuen Gedächtnisinhalte gespeichert und welche gelöscht werden sollen? Ausschlaggebend ist hier die Lernintensität, sprich, wie oft man einen Lerninhalt wiederholt hat. Wenn man seine Englischvokabeln immer und immer wieder durchliest, weisen die Bereiche des Gehirns, die für das Erlernen der Vokabeln zuständig sind, einen besonders tiefen Tiefschlaf in der Folgenacht auf, und die Verankerung dieser Vokabeln erhält im Schlaf Priorität. Liest man die Vokabeln am Vorabend hingegen nur einmal, entstehen keine so starken Gedächtnisspuren, und das Gehirn priorisiert die Information im Schlaf nicht im selben Maße. Auch darüber, wo man seine Socken am Vorabend hingelegt hat, hat man nicht wiederholt nachgedacht. Deshalb lässt das Gehirn diese Gedächtnisspur links liegen. Sie ist einfach nicht stark genug – und zudem nicht überlebenswichtig. Ein gutes Ergebnis beim Vokabeltest ist wichtiger, weil gute Leistungen in der Schule auch zu einer besseren Ausbildung und einem höheren Lohn führen. Und damit ist wiederum sichergestellt, dass man ausreichend Nahrung und ein Dach über dem Kopf hat.

Forscher haben außerdem festgestellt, dass emotional aufgeladene Erinnerungen vom Gehirn priorisiert werden. Wenn man beispielsweise an das erste Abendessen mit seiner großen Liebe zurückdenkt, ist diese Erinnerung mit vielen Emotionen verknüpft und wird für immer in der Großhirnrinde gespeichert. Es ist noch alles da: der blaue Pullover, den man anhatte, der Duft des Essens, das schüchterne Lächeln und die Blicke, die ausgetauscht wurden ... Erlebnisse, die mit starken Gefühlen verbunden sind, werden besser gespeichert als weniger emotionale Momente.

EIN GESCHÜTZTER SCHLAFPLATZ STÄRKT DAS GEDÄCHTNIS

Eine Studie mit Orang-Utans und den kleineren und weniger intelligenten Pavianen konnte nachweisen, wie der Schlaf zur Weiterentwicklung unseres Gehirns beigetragen haben könnte. Die beiden Affenarten haben ganz unterschiedliche Schlafgewohnheiten, was der Hauptgrund für das Interesse der Forscher war. Während sich Orang-Utans in den Baumkronen Schlafnester bauen, also geschützte, richtig gemütliche Schlafplätze, bleiben Paviane einfach in den Bäumen sitzen und schlafen dort. Die Wissenschaftler filmten fünf in Gefangenschaft lebende Orang-Utans und zwölf Paviane über verschiedene Zeiträume, die zwischen einem und vier Monaten umfassten. Dabei stellte sich heraus, dass die Orang-Utans länger, weniger fragmentiert und tiefer schliefen als die

Paviane. Die Schlafnester ermöglichten den Menschenaffen also nicht nur einen sicheren, vor Raubtieren und gefährlichen Insekten geschützten Schlafort, die längeren Tiefschlafphasen förderten auch die Übertragung von Erinnerungen aus dem Kurzzeitgedächtnis ins Langzeitgedächtnis.

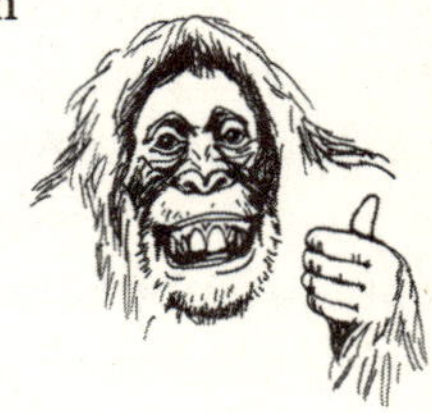

Auch die Frage, ob das neu Erlernte für unser Verhalten in der Zukunft erforderlich ist, scheint für die schlafabhängige Gedächtniskonsolidierung eine wichtige Rolle zu spielen. In einer von deutschen Wissenschaftlern durchgeführten Studie absolvierten zwei verschiedene Gruppen von Studenten denselben Gedächtnistest. Anschließend wurden die Teilnehmer der einen Gruppe darüber informiert, dass das neu Erlernte für weitere Tests am nächsten Morgen relevant sei. Der anderen Gruppe wurde gesagt, dass sie am nächsten Morgen einen neuen Test machen müssten und das neu Erlernte nicht mehr abgefragt würde. Am Folgetag zeigte sich nach einer Nacht des Schlafes, dass die Gruppe, der am Vorabend gesagt wurde, dass sie das neu Erlernte brauchen würde, beim Abfragen des ursprünglichen Tests besser war als die andere Gruppe. Dieses Ergebnis deutet an, dass im Schlaf bevorzugt solche Gedächtnisinhalte gespeichert werden, die für uns einen besonderen Nutzen in der Zukunft zu haben scheinen.

In diesem Kapitel ging es bisher vornehmlich um die Festigung des sogenannten deklarativen Gedächtnisses, des Wissensgedächtnisses. In diesem Gedächtnis ist zum Beispiel gespeichert, dass Kolumbus 1492 erstmals nach Amerika kam oder dass man bei der Taufe der eigenen Tochter vor 15 Jahren ein blaues Kleid getragen hat. Doch auch das Verfestigen des prozeduralen Gedächtnisses kann durch den Schlaf begünstigt werden – also solche Fertigkeiten, die automatisch, ohne Nachdenken eingesetzt werden können. Hierzu zählen Fähigkeiten wie Nähen, Malen, Schuhezubinden, Autofahren, Tippen, Radfahren, Tanzschritte oder Laufen. Also Dinge, die man einmal lernt und danach automatisch abrufen und ausführen kann. Diese Fertigkeiten bilden sich im Motorkortex, einem Teil unserer Großhirnrinde. Sie werden im Leichtschlaf (nicht im Tiefschlaf) konsolidiert und sind nicht von einer Kommunikation mit dem Hippocampus abhängig. Im Leichtschlaf sind es vor allem die Schlafspindeln, die zur Speicherung einer neuen prozeduralen Erinnerung wichtig sind. Sie sorgen dafür, dass der Kalziumstrom in diejenigen Nervenzellen, die zum Aufbau des prozeduralen Gedächtnisses beigetragen haben, erleichtert wird. Dieser Strom verstärkt die entsprechenden Nervenzellenverbindungen und damit auch die motorischen Fähigkeiten.

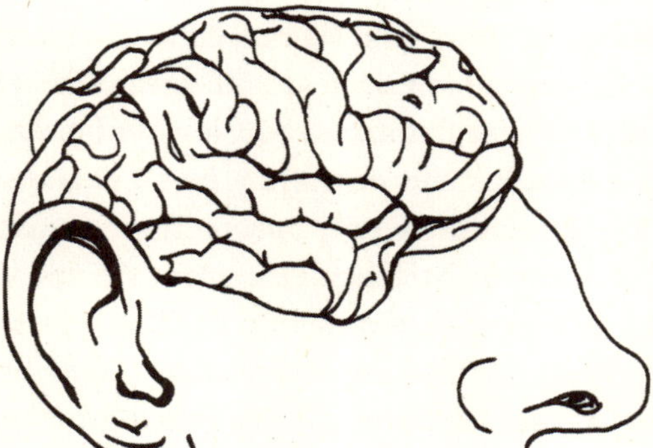

DUFT UND GERÄUSCHE STÄRKEN DAS GEDÄCHTNIS

Vielleicht kennen Sie das: Sie machen einen Stadtbummel und lassen die Gedanken schweifen. Eine Person geht an Ihnen vorbei und hüllt Sie in eine Duftwolke, die Ihnen bekannt vorkommt. Ein Parfüm mit Zitrusnote. Innerhalb von Sekunden fühlen Sie

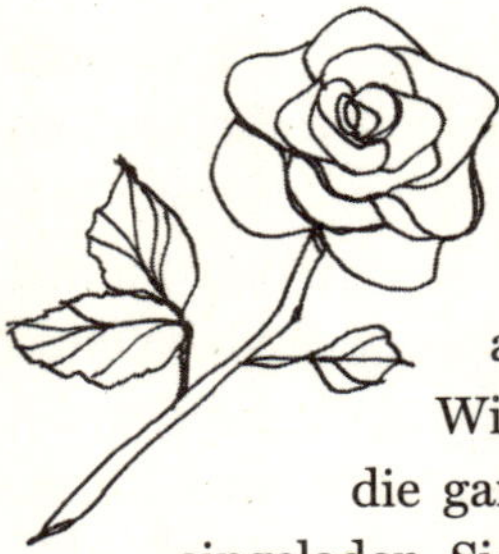

sich um Jahre zurückversetzt und denken an Ihre alte Grundschullehrerin, die diesen Duft immer getragen hat. Ob sie wohl noch lebt? Plötzlich tauchen alte, verloren geglaubte Erinnerungen auf. Wie war das noch? Ach ja, einmal hat sie die ganze Klasse zu selbst gebackenen Keksen eingeladen. Sie war immer so nett zu Ihnen und hat immer gespürt, wenn es Ihnen mal nicht so gut ging. Wie wäre es doch schön, noch einmal in diese ersten Schuljahre eintauchen zu können und wieder Kind zu sein!

Düfte können alte Erinnerungen wecken. Und es kann sogar die Gedächtnisverankerung verbessern, wenn wir während des Schlafs Düfte wahrnehmen. Vor einiger Zeit wurde in der Zeitschrift *Science* eine Studie zu diesem Thema veröffentlicht. In der Untersuchung spielten die zwanzig- bis dreißigjährigen Probanden Memory und waren dabei einem Rosenduft ausgesetzt. In der kommenden Nacht wurde die Hälfte der Personen in der Tiefschlafphase ebenso beduftet, der anderen Hälfte wehte kein Rosenduft um die Nase. Das erstaunliche Ergebnis: Die Rosenduft-Gruppe erinnerte sich am nächsten Tag an deutlich mehr Memory-Paare, die sie am Vortag gelernt hatte, als die andere Gruppe. In der Wissenschaft wurde dieses Phänomen TMR – *targeted memory reactivation* (gezielte Gedächtnisreaktivierung) – genannt und war der erste eindeutige Beweis dafür, dass der Tiefschlaf für die Konsolidierung des Hippocampus-abhängigen Gedächtnisses (zum Beispiel Fakten- und Rauminformationen) wichtig ist. Deutsche Wissenschaftler haben eine weitere spannende Entdeckung gemacht: Wenn man Menschen, die sich im Tiefschlaf befinden, Töne vorspielt, die mit den langsamen Gehirnwellen synchronisiert sind, wird das Zusammenspiel der Hirnwellen, die für die Langzeitgedächtnisbildung verantwortlich sind

(d. h. Schlafspindeln, die langsamen Hirnwellen, die von der Großhirnrinde produziert werden, und *hippocampal ripples*), verstärkt.

Diese Erkenntnis lässt sich zum Beispiel beim Erlernen einer neuen Sprache nutzen. Schweizer Schlafforscher spielten einer Probandengruppe vor dem Schlafengehen eine Reihe von niederländischen Wörtern vor. Während des Schlafs wiederholten sie dies, ließen dabei aber einige der Wörter weg. Das Ergebnis: Die Teilnehmer konnten sich am nächsten Tag besser an die Wörter erinnern, die ihnen zusätzlich auch im Schlaf vorgespielt worden waren. Aber Achtung: Man kann im Gedächtnis nur Wörter verankern, die man vor dem Schlafen bereits gelernt hat. Wenn man im Schlaf Vokabeln hört, die man noch nicht kennt, bringt das leider nichts.

WERDEN SIE ZUM LERN-PROFI!

Wie stellt man es also idealerweise an, um bestmöglich von der Fähigkeit, im Schlaf zu lernen, zu profitieren? Bis in die Puppen zu pauken, wenn am nächsten Tag eine Prüfung ansteht, ist auf jeden Fall keine gute Idee! Denn dann ist das Gehirn mit temporären Informationen vollgestopft und hat aufgrund des nur kurzen Schlafs nicht die Möglichkeit, die Spreu vom Weizen zu trennen und das Wichtige im Langzeitgedächtnis abzuspeichern. Die Folge? Bei der Prüfung fühlt man sich überfordert, im Hirn herrscht Chaos, und es wird sehr schwierig, in all den vielen Gehirnwindungen das Ablagefach mit den richtigen Informationen zu finden.

Das Beste ist tatsächlich (und hier kommt eine schlechte Nachricht für Prokrastinierer), in den Tagen vor der Prüfung immer wieder ein bisschen zu lernen und für ausreichend Tiefschlaf nach den Lernphasen zu sorgen, um die Lerninhalte zu speichern und unnötige Informationen auszusortieren. So baut man sein Langzeitgedächtnis auf und hat wahrscheinlich bei der Prüfung oder dem Test ganz gute Chancen.

Untersuchungen der Universität Uppsala haben zudem gezeigt, dass Schlafentzug bei Stress zu schlechteren Gedächtnisleistungen führt. Man ließ eine Gruppe von Studierenden einen Gedächtnistest in Form eines Memory-Spiels absolvieren, bei dem man sich merken sollte, wo die einzelnen Kartenpaare platziert waren. Im Anschluss durften die Probanden in der Nacht nur vier Stunden schlafen. In einem weiteren Durchgang durften die gleichen Probanden, nachdem sie das Memory ein weiteres Mal gelernt hatten, acht Stunden schlafen. Am Morgen nach jeder Versuchsnacht wurden die Teilnehmer erneut gefragt, wo die Kartenpaare lagen – und hier fand die Ergebnisanalyse keinen Unterschied zwischen der kurzen und langen Nacht. Das liegt vermutlich daran, dass Faktengedächtnis und räumliches Gedächtnis im Tiefschlaf konsolidiert werden, der ja hauptsächlich in der ersten Schlafhälfte stattfindet. Vier Stunden scheinen also für die Gedächtniskonsolidierung auszureichen. Im nächsten Schritt wollte man testen, welche Auswirkungen Stress, der ja in Prüfungssituationen oder am Arbeitsplatz regelmäßig auftritt, auf die Gedächtnisleistung hat. Die Probanden sollten sich eine große Anzahl von Wörtern merken, während sie gleichzeitig durch ein Hintergrundgeräusch gestört wurden.

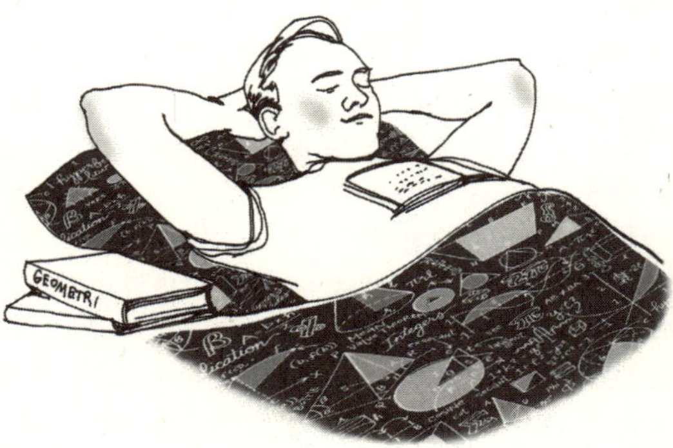

Dann mussten sie den Gedächtnistest nochmals durchführen, das heißt, sie sollten sich an alle Kartenpaare erinnern, die sie am Abend zuvor gelernt hatten. Diesmal zeigte sich, dass sich die Probanden, wenn sie nur vier Stunden geschlafen hatten, nach einer Stresssituation nicht mehr so gut daran erinnern konnten, wo die Kartenpaare gelegen hatten. Ihre Gedächtnisleistung war um zehn Prozent gesunken. Wenn sie aber die ganze Nacht lang geschlafen hatten, zeigte der Stress keine Wirkung: Die Probanden konnten sich noch ebenso gut an die Platzierung der einzelnen Karten erinnern wie vorher. Eine Gedächtnisverschlechterung tritt also nicht unbedingt nach einer Nacht mit wenig Schlaf ein, kombiniert man den Schlafentzug aber mit Stress, leidet das Gedächtnis auf jeden Fall. Gerade vor Situationen wie Prüfungen, Präsentationen oder anderen wichtigen Gelegenheiten, die Stress verursachen können, ist es also doppelt wichtig, für ausreichend Schlaf zu sorgen. Wäre es deshalb nicht an der Zeit für gesellschaftliche Veränderungen, durch die Menschen mit Schlafstörungen die Möglichkeit erhalten, ihr Schlafdefizit besser auszugleichen? Hilfreiche Maßnahmen wären zum Beispiel ein späterer Unterrichtsbeginn oder flexiblere Arbeitszeiten, die ihnen helfen würden, Gedächtniskapazitäten auch in Stresssituationen beizubehalten.

SCHLAF UND SCHULISCHE LEISTUNGEN

Gestörter oder zu kurzer Schlaf führt häufig zu schlechten schulischen Leistungen bei Schülern. Dies ergab unter anderem eine Studie, die Christian Benedict mit seinem Forscherteam in der Fachzeitschrift *Sleep Medicine* veröffentlichte und an der mehr als 20.000 Schüler aus Uppsala teilnahmen. Schüler mit mangelndem Nachtschlaf können sich in der

Schule schlechter konzentrieren und Informationen weniger gut aufnehmen. Zudem fehlt ihnen die Speicherung des Gelernten im Langzeitgedächtnis, die durch guten Schlaf begünstigt wird.

Die beunruhigendste Erkenntnis der Studie war jedoch, dass fast ein Drittel aller Schüler angab, unter Schlafstörungen zu leiden oder zu wenig zu schlafen. Eine Erklärung für diese Schlafprobleme könnte den Forschern zufolge sein, dass die Schüler gerade zu der Zeit, wenn sie eigentlich schlafen sollten, besonders aktiv im Internet sind. In einer australischen Studie mit 180.000 Kindern und Jugendlichen gab ein Viertel der Kinder im Alter von sieben bis acht Jahren an, ihre Handys in der Nacht mehr als einmal zu benutzen. Unter den 17- bis 18-Jährigen waren es sogar achtzig Prozent. Die Nutzung von Smartphones und Tablets kann aufgrund des blauen Lichts, das sie abgeben, dazu führen, dass die Ausschüttung des schlafvorbereitenden Hormons Melatonin verzögert wird (siehe Kapitel 4). Noch viel wichtiger in diesem Zusammenhang scheint allerdings die Beschäftigung mit sozialen Netzwerken zu sein, die sich ebenfalls störend auf den Schlaf auswirken kann.

DAS ZUSAMMENSPIEL DER GEHIRNHÄLFTEN

Schlaf macht uns nicht nur intelligenter, er hilft auch bei der Konsolidierung des Gedächtnisses und beim Aussortieren überflüssigen Wissens, um im Gehirn ausreichend Kapazitäten für den kommenden Tag zu schaffen. Außerdem können sich die verschiedenen Hirnregionen im Schlaf entspannen, damit sie gut ausgeruht am nächsten Tag optimal funktionieren und miteinander interagieren können. Für die Aneignung neuen Wissens ist es nämlich wichtig, dass die unterschiedlichen Gehirnhälften harmonisch zusammenarbeiten. Lassen Sie uns zur Erklärung im Bild mit dem Orchester bleiben. Diesmal repräsentieren die einzelnen Musiker die verschiedenen Hirnregionen. Um einen Wohlklang zu erzeugen, ist es bei einem Konzert ausschlaggebend, dass die Musiker aufeinander hören und zum richtigen Zeitpunkt einsetzen. Zudem ist es wichtig, dass alle Untergruppen synchron agieren: Wenn die Geiger nicht richtig zusammenspielen, führt das zu einem Chaos im gesamten Orchester. Anders ausgedrückt, ist also nicht nur die Interaktion zwischen den verschiedenen Hirnregionen wichtig, auch das Zusammenspiel der Nervenzellen in jedem einzelnen Bereich des Gehirns muss stimmen.

REAGIEREN, PRIORISIEREN, HANDELN

Stellen Sie sich vor, Sie sind nachmittags mit dem Auto auf einer zweispurigen Straße unterwegs und halten an einer roten Ampel. Links neben Ihnen und hinter Ihnen warten weitere Autofahrer auf Grün. Vor Ihnen überqueren Fußgänger die Straße, und der Radweg neben Ihnen ist voller Radfahrer. Sie haben gestern bis spät in die Nacht gearbeitet, weil Sie unbedingt noch den Bericht fertig machen wollten, nach dem Ihr Chef schon mehrmals gefragt hat. Mit einem Kaffee hat das auch geklappt, doch mehr als fünf Stunden Schlaf waren nicht drin. Deshalb fallen Ihnen an dem Fußgängerüberweg fast die Augen zu. Als plötzlich jemand hinter Ihnen wie wild hupt, fahren Sie vor Schreck hoch. Oh, die Ampel ist schon grün, und die Radfahrer neben Ihnen haben sich bereits in Gang gesetzt! Sie drücken aufs Gas, doch da läuft plötzlich noch ein Junge auf die Straße, obwohl es für ihn schon Rot ist. Sie treten in die Eisen und sehen, wie der Junge, so schnell er kann, über die Straße flitzt. Das war knapp! Der Autofahrer hinter Ihnen war auf Ihr plötzliches Abbremsen aber nicht vorbereitet und fährt auf Ihr Auto auf. Ihr

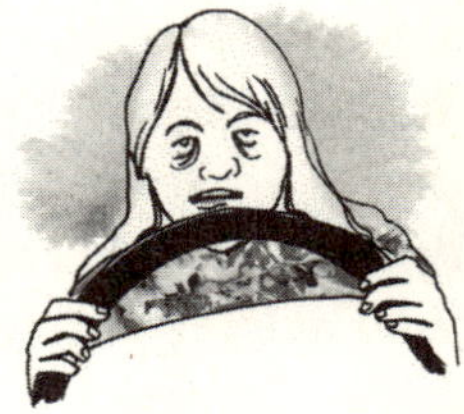

Kopf wird mit voller Wucht in die Kopfstütze zurückgeworfen. Der Fahrer hinter Ihnen steigt wütend aus und ballt die Faust. Kurz darauf erscheint die Polizei mit Blaulicht und Sirene, um den Unfall aufzunehmen …

Im Straßenverkehr, insbesondere beim Autofahren, sind schnelle Reaktionen und ein permanenter Überblick gefragt. Nach einer schlechten Nacht fällt einem beides aber nachweislich schwerer. Unsere exekutiven Funktionen sind eingeschränkt, wie man in der Fachsprache sagt. Wenn sich der Frontallappen des Gehirns nachts nicht erholen kann, ist die Reaktionsfähigkeit tagsüber gemindert. Außerdem fällt es schwerer, wichtige von unwichtigen Informationen zu trennen und die richtigen Entscheidungen zu fällen. Man reagiert zudem impulsiver. Durch all dies gefährdet man nicht nur sich selbst, sondern auch alle anderen Verkehrsteilnehmer.

Weil in den USA so viele Jugendliche mit dem Auto zur Schule fahren, hat man zur Vermeidung von Verkehrsunfällen an einigen Schulen »Ausschlaftage« eingeführt. Tatsächlich ist die Zahl der Unfälle gesunken, weil die gut ausgeruhten Schüler über bessere exekutive Funktionen verfügten. Darüber hinaus brachten sie aufgrund der gestiegenen Lernfähigkeit auch bessere Leistungen. Weil bei Kindern und Jugendlichen der Frontallappen noch nicht so gut entwickelt ist wie bei einem Erwachsenen, sind sie im Straßenverkehr besonders gefährdet.

Bevor Donald Trump Präsident wurde, war in den USA im Gespräch gewesen, jeden Lastwagenfahrer in einem Schlaftest darauf zu überprüfen, ob er an Schlafapnoe (Atemaussetzern im Schlaf) leidet oder nicht. Der Hintergrund: Wer nachts Atemaussetzer hat, schläft nie wirklich tief und wacht morgens mit einer großen Schlafschuld auf (mehr dazu in Kapitel 12). Schlechte Reaktionszeiten und entsprechend eine Gefährdung anderer Verkehrsteilnehmer können die Folge sein. Trump hat diesen Vorschlag jedoch abgeschmettert, und so wurde nichts aus dem neuen Gesetz für Lkw-Fahrer. Stattdessen beschränkt man sich darauf, die Trucker auf die Tatsache hinzuweisen, dass Alkohol die Fahrtüchtigkeit entscheidend beeinflusst – was ja auch richtig und wichtig ist. Allerdings haben Studien gezeigt, dass die Fahrtüchtigkeit bei Menschen mit Schlafmangel ähnlich eingeschränkt ist wie bei Menschen mit einer Promille Alkohol im Blut. Schlafmangel ist also ähnlich gefährlich wie Alkohol!

Bei Busfahrern, Taxifahrern oder Lokführern, die andere Menschen befördern und somit viel Verantwortung tragen, kann schlechter Schlaf deshalb ernsthafte Konsequenzen für das Wohl vieler haben. Das gilt besonders für Piloten, die mehrere Zeitzonen kreuzen. Wenn in der Luft eine Extremsituation eintritt, sind Reaktionsschnelligkeit und rasche, sichere Entscheidungen ausschlaggebend für das Überleben vieler Menschen. Wäre es deshalb nicht eine gute Idee, Piloten nicht nur auf Alkohol, sondern auch auf Schlafmangel zu testen?

Ein anderer Bereich, in dem man gut ausgebildete exekutive Funktionen benötigt sowie Prioritäten setzen und kluge Entscheidungen fällen muss, ist der Operationssaal. Bei unerwarteten Komplikationen muss der Chirurg rasch und richtig handeln und zum Beispiel das richtige Gefäß durchtrennen oder den richtigen Teil einer kranken Niere entfernen. Auch Mitarbeiter in einem Kernkraftwerk oder Fluglotsen sollten ausgeruht zur Arbeit erscheinen, denn ein Druck auf den falschen Knopf oder das Durchgeben einer falschen Information kann fatale Folgen haben. Bei Sportlern sind die Konsequenzen meist weniger schwerwiegend, doch auch sie sollten ausgeschlafen zu einem Wettbewerb oder zum Training kommen. Zum einen damit der Körper energetisch gut aufgestellt ist und alle Körperteile optimal koordinieren kann, zum anderen um mental auf der Höhe zu sein und dadurch die richtigen Entscheidungen treffen zu können. Einem Fußballspieler mit Tunnelblick aufgrund von Schlafmangel fehlt beim Match der Überblick, und er spielt den Ball vielleicht nicht rechtzeitig an den Teamkollegen ab, der frei vor dem Tor steht. Ein Läufer versäumt es, sich beim Marathon die Strecke richtig einzuteilen, und verliert wertvolle Energie. Allerdings sind viele Sportler vor einem Wettbewerb nervös und haben Einschlafprobleme, was für die Leistung natürlich nicht gerade optimal ist. Wenn sie aber in der Woche vor dem Wettbewerb gut schlafen, verfügen sie über genügend Ressourcen, um sich dennoch gut zu schlagen.

In der Schule, an der Uni oder bei der Arbeit am Computer sind unsere exekutiven Funktionen ebenfalls stark gefordert. Schließlich ist es für unseren Erfolg entscheidend, ob wir in der Lage sind, aufmerksam zuzuhören, uns auf das Wesentliche zu konzentrieren und richtige Prioritäten zu setzen. Guter Schlaf ist also generell ein Schlüssel zum Erfolg.

VERMINDERTES LEISTUNGSVERMÖGEN WEGEN SCHICHTARBEIT

Gibt es einen Zusammenhang zwischen einem stabilen Schlaf-wach-Rhythmus und guten kognitiven Fähigkeiten? Das fragten sich Christian Benedict und seine Kollegen sowie Forscher der Universität Malmö und werteten Daten von etwa siebentausend Personen aus, die an der schwedischen Kohortenstudie Epihealth teilgenommen hatten. In der Studie hatten die Probanden einen Test durchführen müssen, der häufig zur Erkennung von kognitiven Beeinträchtigungen angewendet wird. Der Test bestand aus zwei Teilen: Im ersten Teil mussten die Teilnehmer aufsteigend Kreise sortieren, die mit Zahlen von 1 bis 25 gekennzeichnet waren. Im zweiten Teil mussten die Probanden abwechselnd Zahlen und Buchstaben aufsteigend ordnen. Die Forscher überprüften, welche der Probanden Schichtarbeiter waren, und verglichen ihre Ergebnisse mit denen, die keine Schichtarbeit leisteten. Dabei stellte sich heraus, dass Schichtarbeiter im Test schlechter abschnitten als Nicht-Schichtarbeiter. Und noch etwas entdeckten die Wissenschaftler: Nur diejenigen, die aktuell oder in den vergangenen fünf Jahren als Schichtarbeiter tätig gewesen waren, schnitten schlechter ab. Bei Personen, die vor mehr als fünf Jahren mit der Schichtarbeit aufgehört hatten, zeigte sich im Test kein Unterschied zu denen, die keinen Schichtdienst schoben. Daraus könnte man schlussfolgern, dass es mindestens fünf Jahre dauert, bis die Gehirnfunktionen, die für die Durchführung dieses Tests wichtig waren, nach einer Tätigkeit als Schichtarbeiter wiederhergestellt sind.

BESSERE IMPULSKONTROLLE DURCH GUTEN SCHLAF

Im Frontallappen liegt unsere Impulskontrolle, die dafür sorgt, dass wir nicht jeder Eingebung nachgeben. Wenn draußen die Sonne scheint, gehen wir trotzdem zur Arbeit, obwohl wir viel lieber in einem Eiscafé sitzen würden. Oder wir absolvieren unser Training, obwohl es auf der Couch viel gemütlicher ist. Das tun wir, weil uns der Frontallappen sagt: »Du musst jetzt zur Arbeit gehen« oder »Zeit, laufen zu gehen!«.

Leidet man jedoch an Schlafmangel, verliert der Frontallappen seinen Biss, wird milde und abwesend und hält einen nicht mehr zurück, wenn man seinen Impulsen folgen möchte. Dann lässt man unangenehme Pflichten wie Hausarbeiten bevorzugt links liegen und streckt sich stattdessen lieber mit dem Smartphone auf dem Sofa aus. Die Wollmäuse werden immer dicker und der Abwaschstapel wächst in schwindelnde Höhen. An einer gestörten Impulskontrolle leiden viele Menschen, unter anderem ADHS-Patienten. Für diese Menschen ist es ganz besonders wichtig, auf einen guten Schlaf zu achten, denn dieser verbessert nachweislich die Impulskontrolle und hilft somit, kluge Entscheidungen zu fällen und den inneren Schweinehund zu überwinden, um notwendige Dinge zu erledigen. Wie Studien zeigten, leiden ADHS-Betroffene häufiger als andere Menschen unter Schlafstörungen und Schlafapnoe. Die daraus resultierende schlechte Schlafqualität verhindert eine adäquate nächtliche Erholung des Frontallappens, der die Impulskontrolle und Entscheidungsfindung regelt. Wer an Schlafapnoe leidet, hat in der Nacht regelmäßige Atemaussetzer. Treten diese mehrmals pro Stunde und Nacht für Nacht auf, befindet sich der Körper permanent in einer Kampf-oder-Flucht-Reaktion – er pumpt Cortisol und Adrenalin durch den Körper, sodass Herz, Lungen und Gefäße Schwerstarbeit leisten müssen, anstatt eine verdiente Pause zu haben. Schlechte Voraussetzungen für die Erholung des Frontallappens! Könnte es also sein, dass Schlafstörungen ADHS auslösen, weil der Frontallappen im Schlaf nicht ausreichend regenerieren kann? Es ist in jedem Fall an der Zeit, ADHS aus einer ganzheitlicheren Perspektive zu betrachten. Sicherlich können Medikamente für viele Betroffene eine große Hilfe sein.

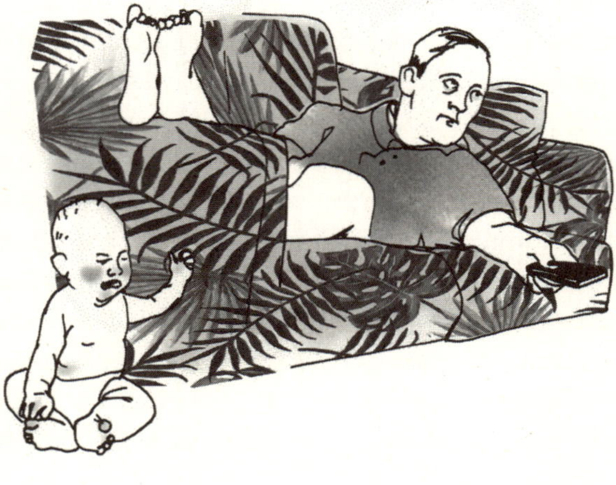

Doch bevor man sie verschreibt, sollte man die Patienten auffordern, morgens ausreichend Tageslicht zu tanken und abends blaues Licht zu vermeiden, um ihre innere Uhr in den richtigen Takt zu bringen. Denn es wurde festgestellt, dass Menschen mit ADHS oft unter einem gestörten Schlaf-wach-Rhythmus leiden, dass sie abends empfänglicher auf blaues Licht reagieren, häufiger Einschlafprobleme haben und somit nicht den notwendigen Schlaf bekommen. Darüber hinaus neigen sie aufgrund der geringeren Impulskontrolle stärker dazu, Dinge aufzuschieben – auch den Schlaf. Sie gehen also immer zu spät ins Bett. Schlaf ist für die Verbesserung der Impulskontrolle und die Vermeidung von Prokrastination aber essenziell.

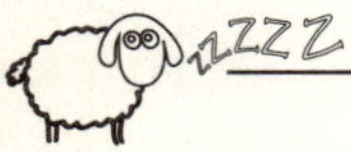

HERR DEINER TRÄUME? NICHT IMMER EIN WUNSCHTRAUM

Es gibt Menschen, die in der Lage sind, ihre Träume zu beeinflussen und selbst zu entscheiden, welche Wendung die Handlung im Traum nehmen soll. Diese Art von Träumen nennt man luzide Träume oder Klarträume. Ein »Klarträumer« behält während des Traumschlafs eine gewisse Aktivität oder Wachheit im Gehirn bei. Er ist sich darüber bewusst, dass er gerade träumt, und kann dementsprechend auf die Handlung einwirken. In der Traumforschung wird zu diesem Thema gerade intensiv geforscht, denn es könnte bedeuten, dass es möglich wäre, durch die Kontrolle der Träume im Traumschlaf zu lernen. Obwohl sich das deklarative Gedächtnis meist im Tiefschlaf und das prozedurale Gedächtnis im Leichtschlaf konsolidiert, werden beide Gedächtnisarten auch bis zu einem gewissen Grad im Traumschlaf verankert. Wer beispielsweise tagsüber lernt, Einrad zu fahren, kann nachts in einem Klartraum vom Einradfahren träumen und die Bewegungsabläufe auf diese Weise stärker im Gedächtnis konsolidieren. Vor allem dürften Klarträumer froh darüber sein, ihre Albträume abändern zu können. Ja, wer würde sich in einem Albtraum nicht wünschen, dass sich der Verbrecher, der gerade mit gezücktem Messer vor einem steht, einfach umdreht und geht? Oder dass sich die Soldaten, die gerade ins Haus eingedrungen sind, von Feinden in Freunde verwandeln, mit denen man in der Küche einen Kaffee trinkt?

Ist es aber möglich, das Klarträumen zu lernen? Noch gibt es zu diesem Thema kaum wissenschaftliche Erkenntnisse, doch im Internet kursieren diverse Tipps und Ratschläge, wie sich diese Kunst beherrschen lässt. Wie wirkungsvoll diese im Endeffekt sind, sei dahingestellt. Es stellt sich aber auch die Frage, ob man von dieser Technik wirklich so stark profitieren kann, wie es oft behauptet wird. Denn auch wenn man durch Klarträume sein Gedächtnis verbessern kann: Man darf nicht vergessen, dass das Gehirn während des Klartraums nicht vollständig entspannt ist und dass dies in vielerlei Hinsicht von Nachteil sein kann. Schließlich muss sich das Gehirn nachts, so gut es geht, erholen, um am nächsten Tag einwandfrei arbeiten zu können. Ein Klartraum hilft uns also bei der Konsolidierung des Gedächtnisses, die Kehrseite der Medaille ist aber, dass man am nächsten Tag weniger ausgeruht ist, was wiederum zu Konzentrationsproblemen und Lernschwierigkeiten führen kann.

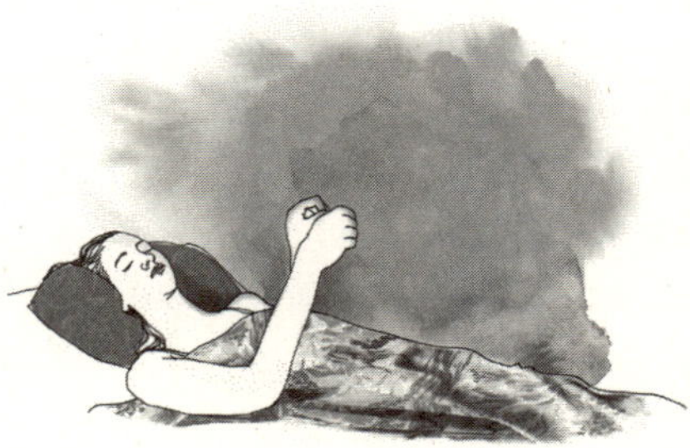

TRÄUME ALS KREATIVITÄTS-BOOSTER

Sie sitzen in einem Meeting und brainstormen gemeinsam mit den Kollegen über ein anstehendes Event. Eine Ihrer Kolleginnen haut dabei eine gute Idee nach der anderen heraus: Sponsoren ansprechen, die Goodie-Bags anbieten, Referenten einladen, die über interessante Neuheiten informieren. Außerdem kommt sie noch mit innovativen Vorschlägen, wie man auch in anderen Zusammenhängen von dem Event profitieren könnte. Sie und Ihre Kollegen staunen nur. Sie trinken massenweise Kaffee und martern Ihr Hirn, doch an die Kreativität der Kollegin, deren Brunnen an Ideen niemals zu versiegen scheint, kommen Sie nicht annähernd heran. Wie macht sie das bloß?

Natürlich kann es sein, dass Ihre Kollegin tatsächlich ein ganz besonders kreativer Mensch ist. Vielleicht schläft sie aber auch einfach nur ausnehmend gut und hat einen ausgesprochen wertvollen Traumschlaf. Denn weil unsere Träume schnell, sprunghaft, ohne Logik und ohne Rücksicht auf Raum und Zeit sind, ist der Traumschlaf für das Gehirn eine wahre Fundgrube für neue, innovative Ideen und die perfekte Gelegenheit, um neue Gedächtnisspuren zu testen. Im Traum mischt unser Hirn einfach willkürlich ausgewählte Erinnerungen aus verschiedenen Zeiten und Begebenheiten miteinander.

Der Traumschlaf ist also eine Art Smoothie-Mixer, in den wir alles hineinstopfen, was gerade zur Hand ist, dann auf »Start« drücken und abwarten, was dabei herauskommt. Manchmal entsteht eine köstliche Mischung in wunderschönen Farben, deren Rezept man sich auf jeden Fall merken möchte. Manchmal ist die Kombination weniger appetitlich und wandert direkt in den Ausguss.

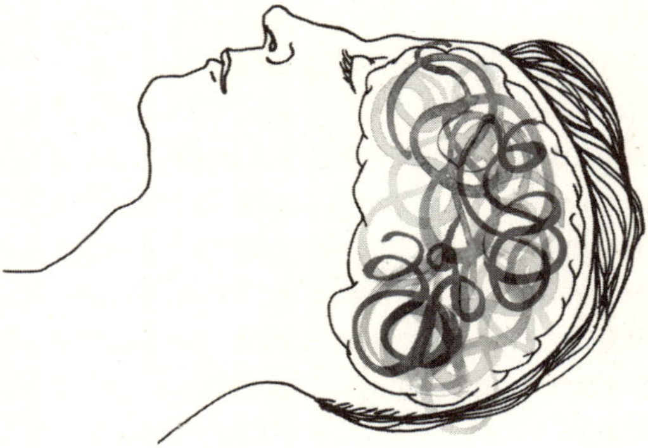

HIRNHÄLFTEN-FREESTYLE

Bevor man in den Traumschlaf fällt, entstehen in den Tiefen des Gehirns die sogenannten PGO-Wellen *(ponto-geniculo-occipital waves)*. Diese wiederum lösen schnelle Augenbewegungen *(rapid eye movements)* aus, die dem REM-Schlaf seinen Namen gegeben haben. Unsere Augen bewegen sich synchron von links nach rechts und umgekehrt, und man vermutet, dass dies die Kommunikation zwischen den beiden Gehirnhälften erleichtert. Auf diese Weise kann das Gehirn munter kreuz und quer Gedächtnisspuren aktivieren.

Anders als im Tiefschlaf, wo der Hippocampus als strenger Dirigent knallhart entscheidet, welche Gedächtnisspuren im Gehirn aktiviert und welche aussortiert werden, macht unser Gedächtnisdirigent im Traumschlaf ein Päuschen. Er setzt sich hin und lässt es einfach zu, dass Gedächtnisspuren im Gehirn ohne Kontrolle aktiviert werden. So ist es möglich, dass Gedächtnisspuren, die normalerweise nicht gemeinsam aktiviert werden, aufeinandertreffen. Man befindet sich im Traumschlaf in einer überaus kreativen Phase, in der man nicht nach einem klaren, rationalen Muster assoziiert. So erhalten Gedankenverknüpfungen eine Chance, die sonst nie entstanden wären. Das könnte auch eine Erklärung dafür sein, dass Träume oft so extrem wirr und konfus sind. Der Dirigent lehnt sich zurück und lässt die Musiker ganz frei aufspielen. Daraufhin greift der Pianist in die Tasten, wie es ihm gefällt, der Trommler haut auf die Pauke, und heraus kommt eine so wunderschöne neue Melodie, dass der Dirigent sie sofort in seinem Notenheft notiert. Dann tröten die Trompeter dazwischen, und auch die Streicher testen eine neue Melodie. Der Orchesterleiter hält sich die Ohren zu und möchte diese Melodie auf keinen Fall aufbewahren. In dieser Phase begnügt sich der Dirigent damit, interessiert zuzuhören und dann die wohlklingenden Sounds, die in diesem freien Schöpfungsprozess entstanden sind, zu speichern, die ungefälligen, unharmonischen aber zu löschen.

Während im Tiefschlaf neu gebildete Gedächtnisspuren verankert werden, können sich im Traumschlaf also neue Kombinationen aus taufrischen und bestehenden Erinnerungen bilden. In der Redewendung, man wolle »erst mal eine Nacht darüber schlafen«, um am nächsten Tag vielleicht auf eine noch bessere Lösung zu kommen, steckt also viel Wahrheit.

Die kreative Welt des Traumschlafs war bei der Evolution des Menschen von großem Vorteil, denn so war es möglich, Jagdtechniken einfach im Schlaf zu verbessern. Im Traumschlaf kam man auf neue, clevere Ideen, wie man sich seiner Beute nähern konnte, ohne von ihr entdeckt zu werden, und konnte so das eigene Überleben und das der Familie sichern. Im Schlaf hatte man den entscheidenden Geistesblitz, wie man die Höhlen und Schlafplätze noch besser schützen und behaglicher machen konnte. Vermutlich hat der Traumschlaf auch bei der Entwicklung von Facebook oder der Erfindung der Dampfmaschine und des Periodensystems eine Rolle gespielt. Letzteres erschien dem russischen Chemiker Dmitri Mendelejew angeblich tatsächlich im Traum. Am 17. Februar 1869 notierte er: »Im Traum sah ich ein System, in dem alle Elemente so verteilt waren, wie es sein musste. Als ich aufwachte, schrieb ich alles sofort auf ein Stück Papier.« 135 Jahre später wurde dieser Beleg für den kreativen Effekt des Traumschlafs von einer deutschen Studie gestützt, die in der Fachzeitschrift *Nature* veröffentlich wurde. Für diese Studie hatten die Wissenschaftler mehrere Gruppen von Studierenden in der Lösung spezieller mathematischer Aufgaben geschult. Es gab zwar eine Abkürzung, die sofort zur Lösung führte, diese wurde den Studierenden aber im Vorfeld nicht mitgeteilt. Diejenigen Probanden, denen es nicht gelungen war, die Abkürzung vor dem Einschlafen zu finden, schafften dies zu sechzig Prozent, nachdem sie eine Nacht über die Sache geschlafen hatten. In einer anderen Gruppe, die nicht schlafen durfte, kamen nur 22 Prozent auf die gesuchte Lösung. Es scheint also so zu sein, dass Schlaf die Wahrscheinlichkeit erhöht, ein Problem über Nacht lösen zu können – auch wenn es dafür natürlich keine Garantie gibt.

Und wie sieht es mit dem kleinen Nickerchen aus? Wie Studien zeigten, werden deklaratives und prozedurales Gedächtnis zwar durch einen Mittagsschlaf gestärkt, die Kreativität wird aber nicht gefördert. In einer jüngst veröffentlichten deutschen Studie fanden die Forscher heraus, dass ein dreistündiges Schläfchen am Nachmittag die Kreativität nicht erhöhte, auch nicht bei Probanden, die während des langen Nickerchens Traumschlaf hatten.

SCHON GEWUSST?

Wenn einem im Wachzustand eine knifflige Frage gestellt wird und man nach einer guten Antwort sucht, wandern die Augen oft nach oben rechts oder links. Fast so, als würde man sich eine Antwort von oben erhoffen. Man vermutet, dass auf diese Weise beide Gehirnhälften aktiviert werden und man kreativer denken kann. Ähnliches geschieht ja auch im REM-Schlaf. In diesem Zusammenhang wäre es interessant, zu erfahren, ob die Gehirnhälften von kreativen Menschen auch tagsüber besser miteinander kommunizieren. Bei der Untersuchung von Albert Einsteins Gehirn – immerhin einer der klügsten Köpfe aller Zeiten – stellte sich heraus, dass das Corpus callosum, ein kräftiges Band aus Nervenfasern, das die rechte und die linke Gehirnhemisphäre miteinander verbindet, bei ihm dicker war als gewöhnlich. Es ist also möglich, dass Einsteins Klugheit zum Teil auch darauf zurückzuführen ist, dass seine beiden Gehirnhälften besonders gut miteinander verbunden waren. Darüber hinaus war Einstein ein großer Schläfer und soll pro Nacht zehn Stunden geschlafen haben, was weit über dem Durchschnitt liegt. Auch am Nachmittag soll er oft ein Nickerchen gemacht haben. Es sieht so aus, als hätte dieser geniale Mensch also auch eine geniale Einstellung zum Schlaf gehabt …

KLEINKINDER TRÄUMEN, UM DIE WELT ZU VERSTEHEN

Untersuchungen haben gezeigt, dass der Anteil an Traumschlaf mit zunehmendem Alter abnimmt. Trotzdem haben viele ältere Menschen das subjektive Empfinden, mehr zu träumen als in früheren Lebensphasen. Eine Erklärung dafür könnte sein, dass sie allgemein nachts häufiger aufwachen – und das oft mitten in einem Traum.

Babys und Kleinkinder träumen hingegen sehr viel. Das lässt sich durch Untersuchungen im Schlaflabor nachweisen, man braucht sie aber auch nur im Schlaf zu beobachten, um zu sehen, wie sich ihre Augen hinter den geschlossenen Lidern hin und her bewegen (ein Hinweis auf den REM-Schlaf – mehr dazu auf der Seite 43). Eigentlich ist es auch gar kein Wunder, dass

Kleinkinder viel träumen. Sie sind ja ganz neu auf dieser für sie unbekannten Welt und müssen so kreativ wie nur irgend möglich sein, um das Leben zu verstehen, Gefahren zu erkennen, das Verhalten der anderen richtig zu deuten und eine eigene Persönlichkeit zu entwickeln. Mit anderen Worten: REM-Schlaf hilft Kindern dabei, ihren Charakter auszubilden und die Umwelt zu verstehen.

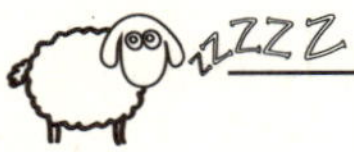

DIE BEDEUTUNG DES REM-SCHLAFS FÜR DAS JUNGE GEHIRN

Die Gehirne von Säuglingen und Kleinkindern durchlaufen Phasen, in denen wichtige Veränderungen vor sich gehen und in denen sich beispielsweise Sehvermögen, Sprache, Motorik, soziale Fähigkeiten und viele andere kognitive Funktionen entwickeln. Wissenschaftler haben herausgefunden, dass zur Konsolidierung dieser Neuerungen REM-Schlaf notwendig ist. REM-Schlaf hilft dem heranwachsenden Gehirn dabei, die Anzahl oder Stärke von neurologischen Verbindungen an die von außen kommenden Informationen anzupassen.

GEFÜHLE VERSTEHEN UND PSYCHISCHEN PROBLEMEN VORBEUGEN

Es ist wie Zauberei: Am Abend liegen Sie im Bett, drehen sich hin und her und grübeln über etwas nach, was Sie tagsüber zu einem Freund gesagt haben. »Habe ich vielleicht zu dick aufgetragen? Findet er mich jetzt arrogant, oder ist er vielleicht sauer auf mich? Sollte ich ihn morgen anrufen und mich entschuldigen?« Dann schlafen Sie ein, und am nächsten Morgen sind die Sorgen wie weggeblasen. »Wieso habe ich mir nur so viele Gedanken gemacht?«, fragen Sie sich. »Ja, vielleicht kam ich ein bisschen großkotzig rüber, aber das hält unsere Freundschaft doch aus!«

Wie Sie im vorherigen Kapitel erfahren haben, hilft der Traumschlaf dabei, dass die beiden Gehirnhälften miteinander in Kontakt treten können. Dadurch entstehen neue, mehr oder weniger interessante Nervenzellenverbindungen, die zu neuen Ideen und alternativen Lösungen führen können. In diesem

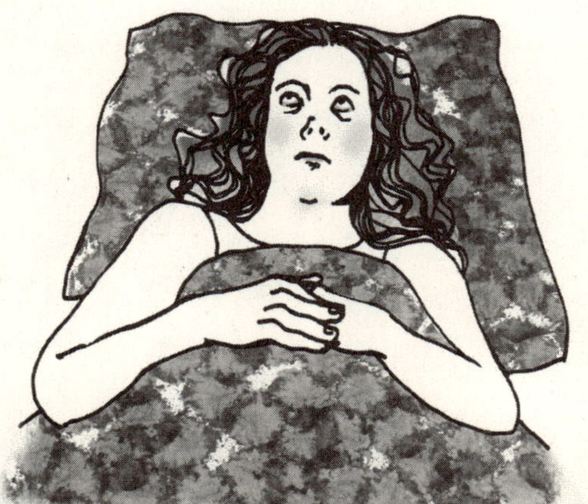

Kapitel stellen wir noch eine weitere erstaunliche Eigenschaft des Traum- oder REM-Schlafs vor: Er hilft uns nämlich dabei, besser mit unseren Gefühlen umgehen zu können und dadurch psychisch im Gleichgewicht zu bleiben. Dinge, die uns abends belasten und stressen, werden im Traumschlaf verarbeitet, damit wir am nächsten Morgen ausgeglichen erwachen und mit beiden Beinen fest auf der Erde stehen.

EMOTIONALER REINIGUNGSPROZESS

In der REM-Phase des Schlafs erhöht die Amygdala, das Gefühlszentrum unseres Gehirns, ihre Aktivität und setzt Erinnerungen frei, die mit Emotionen verknüpft sind. Dinge, die in der Vergangenheit Gefühle ausgelöst haben, können im Traumschlaf zu neuem Leben erweckt werden – zum Beispiel der Moment, als Sie Ihren Partner das erste Mal gesehen haben oder als Sie als Kind von Ihrer Mutter ausgeschimpft wurden. Der Traumschlaf hat die Fähigkeit, derartige emotionale Erinnerungen zu entdramatisieren und auf eine Vernunftsebene herunterzukochen. Dieser Effekt konnte in einer Studie nachgewiesen werden, in der die Hirnaktivität der Versuchspersonen im MRT gemessen

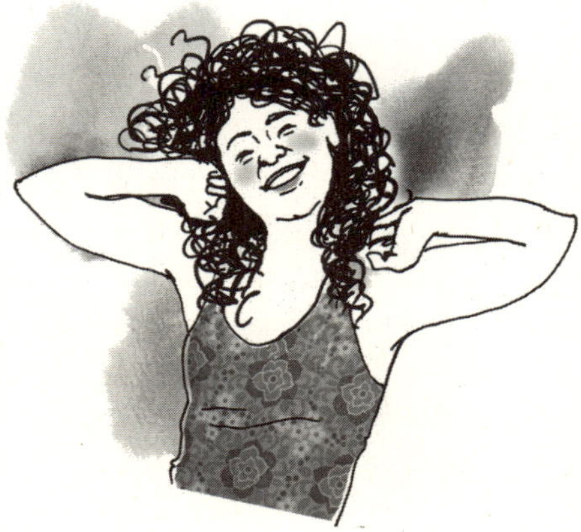

wurde. Die Wissenschaftler zeigten den Probanden unangenehme Fotos, beispielsweise eine Person, die den Betrachter mit einer Waffe bedroht. Solche unangenehmen Bilder führen üblicherwiese zu einer gesteigerten Aktivität der Amygdala. Und dies ist auch gut so, da die durch die Gefahr »gereizte« Amygdala unsere Aufmerksamkeit erhöht. Außerdem fördert sie die Freisetzung von Adrenalin, welches unseren Körper in Kampfbereitschaft versetzt. Im Anschluss an die abendliche Sitzung ließen die Forscher eine Versuchsgruppe schlafen, während die andere die Nacht über wach bleiben musste. Am nächsten Morgen wurden den Teilnehmern dieselben unangenehmen Fotos nochmals gezeigt. Bei den Personen, die nicht geschlafen hatten, zeigten Aufzeichnungen im MRT, dass bei ihnen die Amygdala noch auf Hochtouren lief. Bei der Gruppe, die geschlafen hatte, verzeichnete man beim Anblick der Bilder hingegen eine erhöhte Aktivität im Frontallappen. Dieser ist für das Stressmanagement und die Impulskontrolle zuständig. Die Amygdala war im Gegensatz zur anderen Gruppe weit weniger aktiv.

Bei der Gruppe, die schlafen durfte, konnte man darüber hinaus sehen, wie wichtig der Traumschlaf offenbar für den Entdramatisierungsprozess ist. Im Traumschlaf werden Gefühle, die an Dinge gekoppelt sind, die wir im Wachzustand erleben, relativiert und entschärft. Hat man allerdings zu wenig Traumschlaf, wird die Vernunftsstimme des Frontallappens in der nachfolgenden Wachphase von der Amygdala nicht so deutlich vernommen. Permanent emotional auf Hochspannung zu sein, kann, wie oben erwähnt, körperlichen Stress hervorrufen und somit der Gesundheit schaden. Anders ausgedrückt: Der Traumschlaf scheint die Voraussetzungen dafür zu schaffen, dass die Amygdala im Wachzustand auf den Frontallappen hört. Das wäre dann so, als würden eine Mutter oder ein Vater zu ihrem ängstlichen Kind sagen: »Keine Angst, ich habe alles unter Kontrolle!« Das Herunterkochen von Gefühlen im Traumschlaf ist also unsere körpereigene Art, Emotionen zu verarbeiten. Damit wird vermieden, dass wir uns zu sehr in gewisse Gefühle hineinsteigern und emotionale Störungen entwickeln.

DER LIEBE ZULIEBE: SCHLAFEN SIE!

Eine US-amerikanische Forschergruppe konnte zeigen, dass Paare, die nicht ausreichend schlafen, schneller streiten und bei ihnen zudem erhöhte Entzündungsparameter im Blut nachweisbar sind.

VERÄNDERTER TRAUMSCHLAF BEI DEPRESSION

Forscher haben festgestellt, dass depressive Menschen im Durchschnitt mehr Traumschlaf haben und dieser darüber hinaus zu eher ungünstigen Zeiten stattfindet. Während die meisten Menschen gegen Ende der Nacht viel träumen, beginnt dies bei Patienten mit Depressionen bereits in den ersten Stunden des Schlafs. Weil die Ausschüttung des Cortisols in der ersten Nachthälfte einen Tagestiefpunkt erreicht, könnte das wiederum zur Folge haben, dass die gefühlsrelativierende Funktion des Traumschlafs schlechter greift. Diese Vermutung scheint eine Schweizer Studie mit Probanden zu untermauern, die unter Höhenangst litten. In der Untersuchung setzte man zwei Gruppen in einer Konfrontationstherapie einer angstauslösenden Situation aus. Die Teilnehmer der einen Gruppe erhielten während der Angstsituation ein Cortisol-Präparat, die restlichen Probanden erlebten ihre Angst »pur«. Es stellte sich heraus, dass die Menschen, die Cortisol eingenommen hatten, mit ihrer Höhenangst besser umgehen konnten als die Teilnehmer der anderen Gruppe.

Bei Patienten mit Depressionen setzt der Traumschlaf in der Regel bereits nach etwa 45 Minuten ein, während der Beginn dieser Phase bei anderen Schläfern im Durchschnitt bei neunzig Minuten liegt. Könnte dies vielleicht daran liegen, dass sie zur Verarbeitung von Problemen mehr Traumschlaf brauchen? Allerdings ist es ja so: Wenn der Traumschlaf schon früh in der Nacht einsetzt, fällt es dem Gehirn wegen der geringen Cortisolausschüttung zu dieser Zeit schwerer, Gefühle zu entschärfen. Die Folge: Zwar werden Emotionen in den Träumen aufgegriffen, die mit den Gefühlen verbundenen Spannungen werden aber nicht abgebaut.

Um sich emotional ausgeglichen zu fühlen, scheinen ein stabiler Schlaf-wach-Rhythmus und ein zeitlich gut abgestimmter Traumschlaf also essenziell zu sein – vor allem in der zweiten Nachthälfte, wenn der Cortisolspiegel steigt und man in der Lage ist, Gefühle zu relativieren. In der Tat haben Untersuchungen gezeigt, dass nicht nur Depressionen, sondern auch bipolare Störungen mit einem unausgeglichenen Schlaf-wach-Rhythmus in Zusammenhang stehen. Eine norwegische Studie hat dies untersucht, indem die Forscher Menschen mit bipolarer Störung zehn Abende in Folge eine Spezialbrille mit Blaulichtfilter tragen ließen. Das Ergebnis war erstaunlich! Die stimmungsaufhellende Wirkung der Brille war mit der eines selektiven Serotonin-Wiederaufnahmehemmers (SSRI) vergleichbar, einem Antidepressivum, das die Serotoninkonzentration erhöht. Serotonin ist ein wichtiger Botenstoff im Gehirn, der depressiven Stimmungen entgegenwirkt und uns wacher macht.

Was viele Menschen nicht wissen: Eine Lichttherapie bringt bei Herbst- oder Winterdepressionen oft eine ähnlich schnelle Verbesserung wie Medikamente. Deshalb eignet sich die Lichttherapie besonders gut für Patienten, die aus bestimmten Gründen keine Antidepressiva vertragen. Wer sich psychisch instabil fühlt, sollte also an der Feinjustierung seiner inneren Uhr arbeiten. Tanken Sie viel Tageslicht oder machen Sie tagsüber eine Lichttherapie – und vermeiden Sie blaues Licht in den Abendstunden!

Nachtarbeiter, die ihren Tag-Nacht-Rhythmus umkehren und tagsüber schlafen, haben aufgrund ihrer inneren Uhr weniger Traumschlaf als Personen, die in der Nacht schlafen. Somit scheinen die Bedingungen zur Entschärfung von Emotionen weniger günstig als bei Nachtschläfern. Tatsächlich zeigen Beobachtungsstudien einen Zusammenhang zwischen Nachtschichtarbeit und Depression. Aber das soll kein Grund zur allgemeinen Beunruhigung sein! Nur weil Sie im Schichtdienst arbeiten, muss das nicht automatisch bedeuten, dass Sie an Depression erkranken. Wie immer spielen viele Faktoren bei der Entstehung einer Krankheit eine Rolle.

Um noch einmal auf SSRIs zurückzukommen: Wissenschaftler haben festgestellt, dass diese Antidepressiva zu einer Reduktion des Traumschlafs führen können und dass viele Menschen, die diese Art von Medikamenten einnehmen, nur sehr wenig träumen. Voraussetzung für den Traumschlaf sind ein niedriger Serotonin- und Noradrenalinspiegel im Gehirn. Durch SSRIs wird der Serotoninspiegel jedoch angehoben, und es wird somit schwieriger, in den Traumschlaf zu fallen. Dies könnte man auf der einen Seite als Nachteil interpretieren, da Menschen mit Depressionen die entdramatisierende Wirkung des Traumschlafs in der zweiten Nachthälfte ja besonders nötig zu haben scheinen. Auf der anderen Seite glauben manche Forscher jedoch, dass gerade die Tatsache, dass das Medikament den Anteil an Traumschlaf in der ersten Nachthälfte reduziert (in dem wie gesagt vermutlich emotionale Erlebnisse nicht im gleichen Maße entdramatisiert werden wie in der zweiten Schlafhälfte), eine Teilerklärung dafür sein könnte, warum SSRIs eine stimmungsaufhellende Wirkung haben. Hier sind allerdings noch weitere Studien über den Einfluss von SSRIs auf den Schlaf nötig. Sollten Sie zu den Menschen gehören, die diese Medikamente einnehmen, brauchen Sie sich keine Sorgen zu machen. Setzen Sie niemals ein solches Medikament ohne Rücksprache mit Ihrem Arzt ab. Die Forschung zeigt deutlich, dass diese Medikamente vielen Patienten helfen, eine bessere Lebensqualität zu erreichen.

SCHLAFENTZUG VERÄNDERT DIE SICHT AUF DIE WELT

Man weiß, dass das Betrachten von Naturlandschaften positive Emotionen hervorrufen kann. Eine Studie von Christian Benedicts Forschergruppe, die in der Zeitschrift *Journal of Sleep Research* publiziert wurde, konnte nachweisen, dass Fotos von Naturlandschaften nach einer Nacht des Schlafentzuges weniger positive Assoziationen hervorrufen als nach einer Nacht ungestörten Schlafes. Daraus kann man schließen, dass Menschen mit starkem Schlafmangel möglicherweise weniger dazu in der Lage sind, Freude durch das Betrachten ihrer Umwelt zu empfinden.

REM-SCHLAF KANN STRESS ENTGEGENWIRKEN

Menschen, die leichte Elektroschocks erhalten, zeigen dabei weniger angstbezogene Hirnaktivität, wenn sie in der Nacht zuvor eine längere REM-Phase, also Traumschlafphase, hatten.

Dies könnte bedeuten, dass Menschen, die vor einem extrem belastenden Ereignis ausreichend REM-Schlaf hatten, weniger leicht Gefahr laufen, eine posttraumatische

Belastungsstörung zu entwickeln. Noch weiß die Forschung nicht genau, warum dies so ist, doch der Bereich des Gehirns, der Noradrenalin ausschüttet, macht im REM-Schlaf offenbar eine Pause. Noradrenalin ist ein Stresshormon, das beeinflusst, wie empfänglich das Angstzentrum des Gehirns, die Amygdala, auf Angststimuli reagiert.

Manche Wissenschaftler glauben, dass die Menge an Noradrenalin, die während des Tages aufgebaut wird, im REM-Schlaf wieder auf den normalen Level zurückgefahren wird. Sie vermuten, dass die Amygdala in den nachfolgenden wachen Stunden dann weniger empfänglich für Stimuli ist und deshalb auch nicht so stark auf Dinge reagiert, die eigentlich sehr angsteinflößend sind.

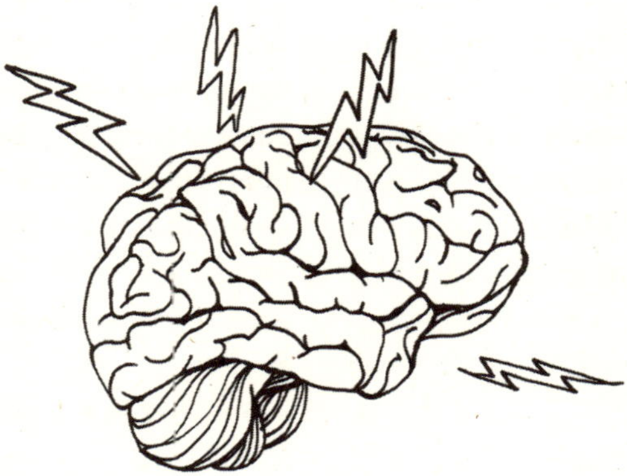

SORGE – EIN SCHLAFRÄUBER

Wie wir erfahren haben, kann Schlafmangel zu psychischen Problemen führen. Umgekehrt können aber auch psychische Belastungen wie Angst und Stress ihrerseits Schlafstörungen auslösen. In solchen Situationen sind Cortisol- und Adrenalinspiegel oft so hoch, dass es schwierig wird, in den Tiefschlaf zu fallen.

Doch gerade diese Schlafphase ist ja für die Regeneration des Gehirns besonders wichtig.

Wer kennt das nicht? In der ersten Nacht in einem fremden Bett, zum Beispiel im Hotel in Thailand oder auf der Konferenz in Hamburg, schläft man weniger tief und wacht oft auf. Forscher vermuten, dass der »Erste-Nacht-Effekt« ein Überbleibsel aus der Steinzeit ist. Damals wagte das Gehirn nicht, sich an einem neuen, unbekannten Ort im Schlaf völlig zu entspannen und in den Tiefschlaf zu fallen. Die linke Gehirnhälfte übernahm deshalb die Rolle eines Nachtwächters und blieb wacher als die rechte. Man schlief also sozusagen in Habachtstellung mit einem offenen linken Auge. Denn schließlich wusste niemand, welche Gefahren in der ungewohnten Umgebung lauern mochten!

Forscher der Brown University in den USA haben dieses Phänomen sowohl im Schlaflabor als auch mithilfe eines MRTs untersucht und die Gehirnaktivität von Menschen gemessen, die die erste Nacht in einem fremden Bett verbrachten. Es stellte sich heraus, dass die beiden Gehirnhälften im Schlaf asymmetrische Schlafmuster zeigten. Während sich die rechte Hemisphäre im Tiefschlaf befand, sah man bei der linken Hirnhälfte Anzeichen für einen oberflächlicheren Schlaf. Versuche mit Geräuschen zeigten, dass die linke Hälfte aufmerksamer war, die Umgebung noch wahrnahm und ungewöhnlich stark auf die Geräusche reagierte. In der zweiten Nacht waren die Unterschiede verschwunden, und die Probanden zeigten auf die Geräusche keine ähnlich starke Reaktion mehr.

Es ist unglaublich, aber wir scheinen tatsächlich in der Lage zu sein, mit der einen Gehirnhälfte tief und mit der anderen oberflächlich zu schlafen. Doch das hat seinen Preis! Denn obwohl man das gewohnte Schlafpensum absolviert, fühlt man sich morgens wie gerädert. Man konnte nicht ausreichend regenerieren und wacht deshalb bereits mit einer Schlafschuld auf. Im Urlaub kann man dies noch gut wegstecken. Anders sieht es aber für Menschen aus, die berufsmäßig viel unterwegs sind, wie Piloten, Flugbegleiter und Lkw-Fahrer. Fehlende Erholung kann in diesen Berufsgruppen gravierende Auswirkungen haben, und gerade sie verbringen berufsbedingt häufig Nächte in fremden Betten. Doch was kann man tun, um den Erste-Nacht-Effekt zu vermeiden? Ganz einfach! Es läuft genauso wie bei dem Trick, bei dem man ein Neugeborenes mit dem Nachthemd der Mutter zudeckt, damit es den Duft der Mutter wahrnimmt und sich auch in ihrer Abwesenheit geborgen fühlt: Nehmen Sie einfach das T-Shirt Ihres Liebsten/Ihrer Liebsten oder das eigene Kopfkissen mit auf Reisen. Der vertraute Duft sorgt für ein Gefühl von Sicherheit und Geborgenheit und lässt das fremde Umfeld weniger fremd erscheinen. Wenn im Koffer kein Platz für das Kissen ist, nehmen Sie einfach Ihren Lieblingsbettbezug mit!

Wie weitere Studien ergaben, zeigen Menschen, die unter primärer Insomnie leiden (also Schlaflosigkeit, der keine Erkrankung zugrundeliegt), im Schlaf in mehreren Hirnregionen eine erhöhte Aktivität. Ihr Gehirn schiebt sozusagen Nachtschicht, und es stellt sich die Frage, ob diese Menschen unter einer Art regelmäßigem Erste-Nacht-Effekt leiden. Abhilfe könnte irgendwann in der Zukunft vielleicht folgende Idee schaffen: Man stellt neben dem Bett eine kleine Duftmaschine auf, die mit dem Smartphone verbunden ist und den Puls misst. Wenn man eingeschlafen ist, was am Puls ablesbar ist, gibt die Maschine in regelmäßigen Abständen einen besonderen Duft frei, den man mit Entspannung assoziiert (zuvor hat man zum Beispiel trainiert, dass Rosenduft Entspannung bedeutet). Im Schlaf registriert das Gehirn den Duft von Rosen und denkt: »Jetzt kann ich mich entspannen.« Und man schläft noch besser.

SCHLAF VON STILLENDEN MÜTTERN

Viele Mütter erinnern in Bezug auf die Stillzeit wahrscheinlich vor allem, dass sie wenig schliefen und ständig wach wurden. Und sie fragen sich, wie es sein kann, dass sie auch nachts immer gehört oder gespürt haben, wenn ihr Baby Hunger hatte. Möglicherweise hat die Natur es so eingerichtet, dass stillende Mütter ähnlich schlafen wie wir es vom Erste-Nacht-Effekt kennen: Manche Gehirnregionen bleiben wach, um das Überleben des Kindes zu sichern. Ein Baby ist wehrlos und kann sich nicht selbst helfen. Deshalb braucht es diese Wachsamkeit der Mutter, die es selbst im Schlaf absichert.

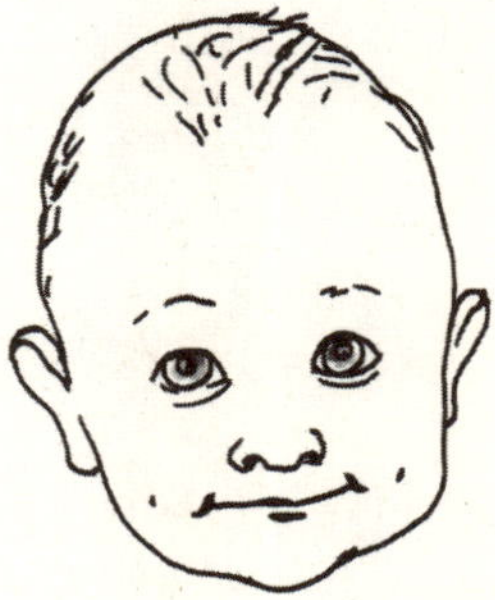

SCHLAF ALS MITTEL GEGEN ANGST

In einem Schweizer Forschungsprojekt wollte man herausfinden, ob starke Angst durch Schlaf reduziert werden kann. Dazu wurden Menschen mit Arachnophobie (krankhafte Angst vor Spinnen) gebeten, so nah an eine Filmleinwand, auf der virtuelle Spinnen zu sehen waren, heranzutreten, wie sie konnten. Die eine Hälfte der Testpersonen sollte direkt danach ein Nickerchen machen, die andere wach bleiben. Eine Woche später wurden alle Probanden nochmals eingeladen und sollten diesmal ihre Hand so nah wie möglich an echte Spinnen heranführen. Diejenigen, die nach dem vorherigen Experiment geschlafen hatten, wagten sich näher an die Spinnen heran und hatten dabei einen niedrigeren Puls.

Eine ähnliche, von amerikanischen Wissenschaftlern durchgeführte Untersuchung ergab, dass Arachnophobiker, die nach dem Kontakt mit Spinnen in der Nacht wach blieben, eine erhöhte Herzfrequenz aufwiesen und morgens stärker schwitzten. Diejenigen aber, die schlafen durften, hatten eine niedrigere Herzfrequenz und schwitzten weniger. Ob der angstreduzierende Effekt mit dem Traumschlaf zusammenhing, wurde in diesen Studien nicht gezielt untersucht.

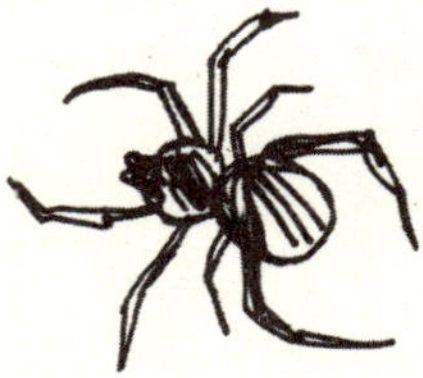

DER SCHLAF IST UNSER FREUND, NICHT UNSER FEIND!

Viele Menschen haben oft oder ständig Probleme mit dem Schlafen – nicht nur in der ersten Nacht in einem fremden Bett. Sobald sie im Bett liegen, beginnt sich das Gedankenkarussell zu drehen: »Wie soll ich das alles noch rechtzeitig schaffen?«, »Sind wir bald pleite?«, »Bin ich ein guter Vater?«. Stress und Sorgen sind wie Schlafräuber, die uns daran hindern, einzuschlafen und den erholsamen Tiefschlaf zu erreichen. Egal worüber man sich sorgt, unser Gehirn reagiert darauf genauso wie zu Beginn der Menschheitsgeschichte, als man täglich ums Überleben kämpfte. Auch wenn dies heute keineswegs mehr der Fall ist, können alltägliche Sorgen und Stress unserem Hirn so zusetzen, dass sie uns am Ein- und Durchschlafen hindern. Wer häufig schlecht schläft, steigert sich darüber hinaus oft in die Angst hinein, in der nächsten Nacht wieder nicht schlafen zu können. Und das erzeugt noch mehr Stress – der Cortisolspiegel steigt, und es wird noch schwieriger, gut zu schlafen. Ein Teufelskreis! Körper und Hirn können sich nie ausreichend erholen, was auf lange Sicht zu einer ernsthaften psychischen Erkrankung führen kann.

Es gibt jedoch Möglichkeiten, Menschen mit Schlafstörungen zu helfen. Man kann sich zum Beispiel für eine Schlafanalyse von seinem Hausarzt in ein Schlaflabor überweisen lassen oder eine Verhaltenstherapie machen, in der man sich mit seinen Ängsten auseinandersetzt, um wieder besser schlafen zu können oder allgemein ein entspannteres Verhältnis zum Schlaf aufzubauen. Übrigens stellt sich bei einer Untersuchung im Schlaflabor nicht selten heraus, dass die Schlafstörungen gar nicht so gravierend sind, wie es sich für den Patienten anfühlt. Manche sind regelrecht von der Vorstellung besessen, schlecht zu schlafen. Ein Faktor spielt dabei häufig eine negative Einstellung zum Schlaf und zum Leben im Allgemeinen – wo auch immer in uns oder unseren Erfahrungen die begründet ist.

Auch viele ältere Menschen haben das Gefühl, unter Schlafstörungen zu leiden, und suchen deshalb einen Arzt auf. Im Schlaflabor zeigt sich dann häufig, dass sie altersgerecht eigentlich gut schlafen, aber eine falsche Vorstellung davon haben, wie viel Schlaf sie benötigen. Ein älterer Mensch braucht nicht mehr so viel Schlaf, weil sein Gehirn bereits vollständig entwickelt ist und er im Allgemeinen nicht mehr so viele neue, anspruchsvolle Informationen und Eindrücke zu verarbeiten hat.

Doch ganz gleich, ob man tatsächlich schlecht schläft oder nicht: Man muss etwas gegen die negative Fokussierung auf den Schlaf tun! Es ist wichtig, den Schlaf als Freund und nicht als Feind zu betrachten. Bei vielen, die nachts aufwachen, setzt eine negative Gedankenspirale ein, und sie denken: »Oh nein, ich muss jetzt unbedingt einschlafen!« Wer aber ständig auf die Uhr schaut und sich Sorgen darüber macht, dass er am nächsten Tag vollkommen gerädert sein wird, macht es sich selbst noch schwerer, einzuschlafen. Statt zu denken: »Mein Schlaf ist eine Katastrophe!«, sollte man sich lieber sagen: »Immerhin habe ich schon ein paar Stunden geschlafen, und das ruhige Liegen im Bett hat auch schon einen Erholungseffekt.« Und es ist tatsächlich so, dass sich das Gehirn bereits entspannt, wenn man einfach nur im Dunkeln liegt und alle äußeren Eindrücke vermeidet. Aber auch dann fällt die Erholung natürlich noch größer aus, wenn man sich während des Daliegens nicht permanent Sorgen macht, sondern einfach mal die Ruhe genießt.

WAS HILFT GEGEN DIE ANGST, NICHT SCHLAFEN ZU KÖNNEN

1. Identifizieren Sie das Problem. Was geht Ihnen im Kopf herum? Wovor genau haben Sie Angst? Was könnte im schlimmsten Fall passieren?
2. Denken Sie positiv: »Sehr gut, jetzt habe ich schon zwanzig Minuten geschlafen.« Es ist wichtig, einen Schritt nach dem anderen zu machen und nicht zu viel auf einmal zu erwarten. Freuen Sie sich auch über kleine Fortschritte.
3. Neigen Sie dazu, im Bett Probleme zu wälzen? Dann planen Sie an jedem Tag einen Zeitpunkt ein, an dem Sie intensiv durchgehen, sich vielleicht sogar aufschreiben, was Sie gerade beschäftigt. Und halten Sie sich an die zuvor festgelegte Zeit! Ihr Bett ist dann nur noch zum Schlafen da, sonst nichts.

4. Machen Sie eine To-do-Liste. Eine Studie hat gezeigt, dass sich die Einschlafzeit verkürzt, wenn man zuvor aufgeschrieben hat, welche Dinge am kommenden Tag anstehen. Vermutlich reduziert dies den Stress im Körper, weil man bereits einen Überblick über den nächsten Tag gewonnen hat.
5. Legen Sie sich schlafen, sobald Sie ausreichend müde sind, auch wenn Sie insgesamt weniger als die empfohlene Dauer von sieben Stunden schlafen. Auf diese Weise schlafen Sie leichter ein, und Ihr Gehirn verknüpft das Schlafen so mit Erholung anstatt mit Stress.

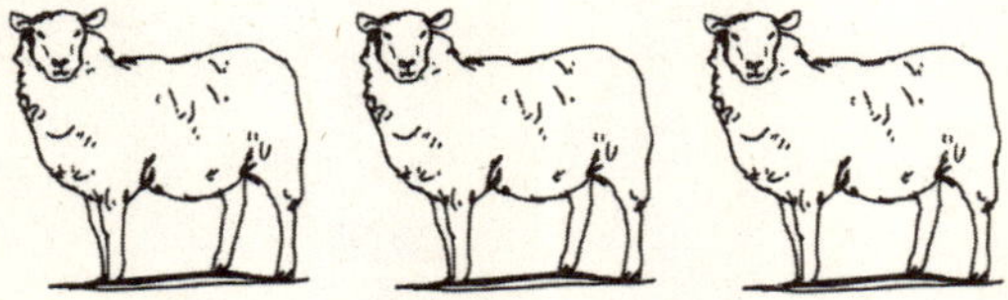

SCHLAF ALS SCHUTZ VOR DEMENZ

In unserem Nervengewebe befinden sich ganz besondere Zellen, die sogenannten Gliazellen, die sich um unsere Nervenzellen kümmern und für ihr Wohlergehen sorgen. Sie versorgen die Nervenzellen mit Nahrung, damit diese ausreichend Energie haben und fit genug sind, um miteinander kommunizieren zu können. Ohne Gliazellen sähe es für unsere Nervenzellen düster aus, und das Gehirn wäre nicht in der Lage, Informationen abzurufen, zu verarbeiten und zu speichern. Nur wenn sie über die Gliazellen mit Energie betankt werden, funktioniert die interne Kommunikation zwischen den Nervenzellen, und sie können Gedächtnisspuren kreuz und quer durch das Gehirn legen. Allerdings ist diese Aktivität der Nervenzellen energieraubend und hinterlässt Rückstände im Gehirn. Der Prozess ist mit dem Autofahren vergleichbar: Das Auto transportiert uns von A nach B, aber leider nicht ohne schädliche Abgase auszustoßen. Ein Abfallstoff im Gehirn ist beispielsweise das Protein Beta-Amyloid. Dieses steht im Ruf, Alzheimer auslösen zu können, und sollte sich auf keinen Fall dauerhaft im Gehirn anlagern.

Wenn wir schlafen, scheinen die fleißigen Gliazellen so richtig damit loszulegen, die Abbauprodukte des Tages, die sich im Hirngewebe angesammelt haben, abzutransportieren. Genauer gesagt pumpen spezialisierte Gliazellen Wasser, das aus der Gehirnflüssigkeit stammt, in das Hirngewebe hinein und wieder hinaus. Die Gliazellen ermöglichen es der Gehirnflüssigkeit also, im Schlaf wie ein reinigender Strom durch das Hirngewebe zu fließen und lösliche Abfallprodukte, die sich im Wachzustand angesammelt haben, aus dem Gehirn ins Blut zu schwemmen. Anders ausgedrückt befreit sich das Gehirn im Schlaf von dem im Wachzustand anfallenden Schmutz. Schläft man also nicht genug, nicht tief genug oder hat einen eher fragmentierten Schlaf mit vielen wachen Momenten, kann die »Putzkolonne« ihre Arbeit nicht in ausreichendem Maße erledigen.

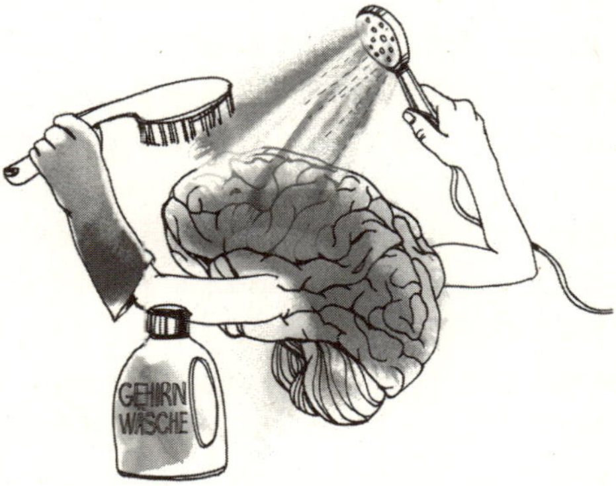

In einem Tierversuch, dessen Ergebnisse in der Fachzeitschrift *Science* veröffentlicht wurden, stellte man fest, dass der Reinigungsprozess im Schlaf um etwa 95 Prozent reduziert war, wenn man die Tiere in der Nacht abrupt aufweckte. Andere Studien zeigten darüber hinaus, dass vor allem die Tiefschlafphase für diesen Reiningungsprozess essenziell ist. Neue Untersuchungen aus den USA ergaben zudem, dass schon eine Nacht mit Schlafmangel ausreicht, um den Anteil an Beta-Amyloid im Hippocampus (dem Teil des Gehirns, der in den frühen Stadien der Alzheimer-Krankheit besonders anfällig für Schäden ist) und im Thalamus um fünf Prozent zu erhöhen. Was man noch nicht untersucht hat, ist, ob der erhöhte Schadstoffgehalt im Hirngewebe wieder abnimmt, wenn die Teilnehmer ausschlafen können. Weitere Studien ergaben, dass Beta-Amyloid im Schlaf doppelt so schnell aus dem Gehirn geschafft wird wie im Wachzustand. Manche Wissenschaftler sind sogar der Ansicht, dass die Ablagerung und der Abtransport von Beta-Amyloid die eigentlichen Ursachen dafür sind, dass wir schläfrig werden beziehungsweise, nachdem sie aus dem Gehirn »gespült« worden sind, wieder aus dem Schlaf herausgeführt werden.

Doch was geschieht, wenn man schlecht schläft und die Gehirn-Müllabfuhr den Proteinabfall nicht ordentlich entsorgen kann? Dann sammeln sich die Schadstoffe im Gehirn an und können sich zu sogenannten Plaques entwickeln. Diese Plaques sammeln sich an der Außenseite der Nervenzellen und schränken dadurch ihre Kommunikationsfähigkeit ein. Wenn die Plaque-Schicht irgendwann so dick geworden ist, dass sie die Nervenzellen regelrecht isoliert, können diese nicht mehr kommunizieren und sterben ab. Man kann die Nervenzellen mit Menschen vergleichen, die ein angenehmes, interessantes Gespräch miteinander führen. Dann fangen die Personen plötzlich an, einzelne Wörter auszulassen, sie beginnen, zu nuscheln, und verlieren irgendwann ihre Fähigkeit, zu sprechen. Es wird ganz still. Wenn zwischen den Nervenzellen aber nur noch Stille herrscht, kann dies zu Demenz, vor allem zu Alzheimer, der häufigsten Demenzerkrankung, führen.

In einer in der medizinischen Fachzeitschrift *JAMA Neurology* erschienenen Studie hat man die Patientenakten von dreihundert Menschen verglichen. Zu Beginn der Studie litt keiner von ihnen unter Demenz. Allen Probanden wurden einleitend Fragen über ihre Schlafqualität gestellt, und sie mussten sich einer Positronen-Emissions-Tomographie (PET) unterziehen, einer Art Röntgenuntersuchung, bei der man Ansammlungen von Beta-Amyloid-Plaques feststellen kann. Personen, die angaben, tagsüber ungewöhnlich schläfrig zu sein (ein Zeichen für eine verminderte Erholung während des nächtlichen Schlafs), hatten bereits eine größere Menge Plaque im Gehirn. Bei einer nachfolgenden Untersuchung zwei Jahre später stellte sich zudem heraus, dass diese Probanden schneller Plaques bildeten als diejenigen, die gut schliefen.

AUCH SPORT REINIGT DAS GEHIRN

Sollten Sie zu den Menschen gehören, die eher schlechter schlafen, können Sie tagsüber aktiv den Reinigungsprozess Ihres Gehirns unterstützen. Tierversuche mit älteren Mäusen zeigten, dass köperliche Aktivität am Tag ähnlich wie Schlaf den Reinigungsprozess im Gehirn in Gang setzen kann.

FREIES SPIEL FÜR FREIE SAUERSTOFFRADIKALE

Wenn Nervenzellen Energie verbrauchen, entsteht dabei aber nicht nur Beta-Amyloid. Es werden auch freie Sauerstoffradikale gebildet. Diese sind an nützlichen Zellfunktionen wie zum Beispiel der Energieumwandlung beteiligt, doch wenn sich zu große Mengen von freien Radikalen im Körper befinden, können sie Zellen durch oxidativen Stress schädigen. Ein zu hoher oxidativer Stress kann die Nervenzellen schädigen und im Falle einer chronischen Erhöhung im Gehirn auch zur Entstehung von Demenz beitragen. Im Gehirn gibt es jedoch ein cleveres System, das den oxidativen Stress tagsüber auf einem gesunden Niveau hält. Dazu werden in den Gehirnzellen Sirtuine gebildet, die antioxidative Prozesse in Gang bringen, um die Nervenzellen beim Kampf gegen den oxidativen Stress zu unterstützen. Wie Studien ergaben, funktioniert dieses System allerdings während des Schlafs nicht ganz so gut. Leidet man also unter Schlafstörungen und liegt nachts lange wach, verbraucht das Gehirn weiterhin viel Energie, weil es äußere Eindrücke und Gedanken verarbeiten muss. In der Folge bilden sich noch mehr freie Radikale – für die man ein noch besseres Antioxidationssystem benötigt, das die Radikale in Schach hält. Das Problem ist, dass dieses System nachts nur mangelhaft funktioniert.

Das Beste, was man tun kann, wenn man unter Schlafstörungen leidet, ist deshalb, im Dunkeln im Bett liegen zu bleiben. Keinesfalls das Licht einschalten! Denn Licht hemmt die Melatoninausschüttung im Gehirn. Dieses Hormon meldet dem Gehirn nicht nur, dass es jetzt Zeit zum Schlafen ist, es hat auch einen starken antioxidativen Effekt. Und diesen Effekt braucht man, um den oxidativen Stress zu bekämpfen, der entsteht, wenn man wach liegt und das Gehirn weiterhin Energie verbraucht. Die Dunkelheit schirmt das Gehirn zumindest ein wenig ab.

Dass Melatonin bei der Demenz-Prävention eine wichtige Rolle spielt, stützen auch Studien, die ergaben, dass die nächtliche Melatoninausschüttung bei Alzheimer-Patienten niedriger ausfällt als bei gleichaltrigen gesunden Personen. Darüber hinaus haben Tierversuche nachweisen können, dass eine Behandlung mit Melatonin die Entwicklung kognitiver Störungen verlangsamen kann.

WAS WAR ZUERST DA? DAS HUHN ODER DAS EI?

Es scheint aber nicht nur so zu sein, dass schlechter Schlaf – in Verbindung mit fehlender Bewegung, ungesunden Essgewohnheiten, fortgeschrittenem Alter, genetischer Vorbelastung und vielen anderen Faktoren – die Entwicklung einer Alzheimer-Erkrankung begünstigt. Wie Studien ergaben, kann umgekehrt auch die Alzheimer-Krankheit selbst zu einem gestörten Schlaf führen. Man stellte fest, dass eine über einen längeren Zeitraum erhöhte Konzentration von Stoffen, die mit Alzheimer in Verbindung gebracht werden (zum Beispiel Beta-Amyloid), bereits zu Schlafstörungen führt, bevor sich die Krankheit klinisch bemerkbar macht. Die Probanden berichteten über kürzere Schlafsequenzen im Vergleich zu früher und über

Schwierigkeiten, in den Tiefschlaf zu fallen. Zudem stellte sich heraus, dass die Konsolidierung des Wissensgedächtnisses im Schlaf eingeschränkt war.

Christian Benedict und seine Forschungsgruppe machten einen weiteren Grund ausfindig, warum Schlafmangel das Gehirn schädigen kann. Es zeigte sich, dass das Blut gesunder junger Männer bereits nach einer Nacht mit Schlafmangel eine gesteigerte Konzentration der Substanzen NSE und S-100B aufwies. Einen erhöhten Gehalt dieser eigentlich in Nerven- und Gliazellen vorkommenden Stoffe im Blut stellt man sonst bei einem akuten Hirntrauma fest (zum Beispiel nach einem heftigen Schlag gegen den Kopf). Selbstverständlich war die gemessene Menge nicht annähernd so hoch wie bei einem akuten Hirntrauma, dennoch interpretieren die Forscher den Messwert als Hinweis darauf, dass bereits eine einzige Nacht mit Schlafmangel das Risiko einer Schädigung von Nerven- und Gliazellen zu erhöhen scheint.

Bei der Untersuchung der Gehirne verstorbener Alzheimer-Patienten stellte man im Vergleich zu gleichaltrigen Kontrollpersonen einen deutlichen Rückgang von Nervenzellen im *Nucleus suprachiasmaticus* (SCN) fest. Wie auf Seite 55 beschrieben, ist der SCN der Haupttaktgeber unserer inneren Uhren – unsere *master clock*. Durch Alzheimer verursachte Prozesse im Gehirn beeinträchtigen also nicht nur den Schlaf an sich, auch der Schlaf-wach-Rhythmus stürzt ins Chaos.

Doch was ist nun Ursache und was Wirkung? Aus einer wachsenden Anzahl von Studien geht hervor, dass ein gestörter Schlaf-wach-Rhythmus auch mit einem erhöhten Risiko zur Entwicklung von kognitiven Beeinträchtigungen und Demenz verbunden ist. Diesen Zusammenhang hat unter anderem eine Forschergruppe der Universität Amsterdam in einem Altersheim untersucht. Zunächst setzten sie ältere Menschen mit Demenzsymptomen vormittags dem Tageslicht aus und gaben ihnen abends ein Melatonin-Präparat, um einen möglichst normalen Tag-Nacht-Rhythmus zu erreichen – und um festzustellen, ob sich ihre kognitiven Fähigkeiten und ihr Gedächtnis verbesserten. Das Ergebnis war erstaunlich: Die Verschlechterung des Gedächtnisses und der psychischen Befindlichkeit (gewöhnliche Demenzsymptome) – also wahrscheinlich auch ihre Demenzentwicklung – wurden gebremst.

HÖHERES ALZHEIMERRISIKO

Im Jahr 1970 startete eine vierzig Jahre andauernde Studie mit einer großen Gruppe von damals fünfzigjährigen Männern. Im Laufe der Jahre wurden sie immer wieder zu ihrem Schlaf befragt. Das Ergebnis: Diejenigen, die über Schlafstörungen klagten, hatten ein um fünfzig Prozent höheres Risiko, im Laufe der langen Beobachtungsphase an Alzheimer zu erkranken, als diejenigen, die gut schliefen. Insbesondere wenn die Schlafprobleme in einer späten Lebensphase auftraten, stieg das Risiko. Aber keine Angst! Das Risiko einer Alzheimer-Diagnose ist ohnehin nicht übermäßig hoch, deshalb sind die fünfzig Prozent nicht so besorgniserregend, wie sie klingen. Es ist aber auf jeden Fall unglaublich, was Schlaf alles bewirken kann!

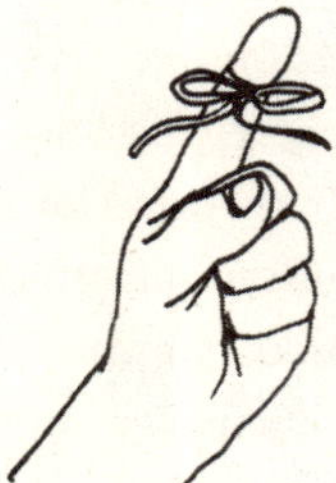

SCHLAF UND GEDÄCHTNIS BEI ÄLTEREN

Wie bereits erwähnt, schlafen ältere Menschen generell schlechter als jüngere. Aber nicht nur in der Schlafdauer unterscheiden sich die Altersgruppen, auch in Bezug auf einige Prozesse, die während des Schlafens im Gehirn ablaufen, gibt es Unterschiede. Mit zunehmendem Alter gelingt es den langsamen Gehirnwellen, die im Frontallappen erzeugt werden (und die wichtig sind für das Lernen, das Arbeitsgedächtnis, die Entscheidungsfindung, das Stressmanagement und vieles mehr), nicht mehr, im Tiefschlaf mit den Schlafspindeln des Thalamus in Kontakt zu treten. Der Thalamus entdeckt diese Wellen zu spät und schafft es nicht, ihnen Schlafspindeln zu senden, wenn die Wellen gerade ihren Höhepunkt haben und ganz besonders deutlich zu hören sind. Das erschwert die Gedächtnisverankerung, denn damit das Gehirn die »Speichertaste« drücken kann, müssen die Schlafspindeln die langsamen Wellen erreichen, wenn diese gerade ihre höchsten Ausschläge haben. Die Schlafspindeln steigern nämlich den Kalziumstrom in die Nervenzellen, was zu einer stärkeren Verbindung zwischen den Nervenzellen führt und dadurch positiv zur Bildung von Langzeiterinnerungen beiträgt. Als Folge der gestörten Zusammenarbeit zwischen den langsamen Wellen und den Schlafspindeln – die speziell bei Menschen mit Beta-Amyloid-Plaques im Frontallappen auftritt – werden bei älteren Menschen nachts weniger Erinnerungen im Langzeitgedächtnis gespeichert.

Eine Studie mit Patienten, die an leichten kognitiven Beeinträchtigungen (einer Alzheimer-Vorstufe) leiden, gibt jedoch Anlass zur Hoffnung. Die Forscher konnten nachweisen, dass eine elektrische Gehirnstimulation in schwacher, harmloser Form, die auf Englisch auch *slow oscillatory transcranial direct current stimulation* (langsame, oszillierende transkranielle Gleichstromstimulation) genannt wird, die Synchronisation zwischen den langsamen Wellen und den Schlafspindeln im Schlaf von älteren Menschen optimieren kann. Vielleicht wäre man so in der Lage, auch im fortgeschrittenen Alter mehr Erinnerungen im Langzeitgedächtnis zu verankern.

Es gibt allerdings noch etwas, was den Schlaf mit zunehmendem Alter vermehrt stört. Etwa zwanzig Prozent der Männer und zehn Prozent der Frauen, die älter als sechzig Jahre sind, leiden im Schlaf unter Atemproblemen. Wie eine amerikanische Studie zeigte, werden leichte kognitive Einschränkungen bei älteren Menschen mit Atemproblemen während des Schlafs durchschnittlich zehn Jahre früher diagnostiziert als bei Personen ohne Atembeschwerden. Durch eine frühzeitige Behandlung von Schnarchen und Schlafapnoe mittels CPAP-Beatmung (hierzu mehr auf Seite 190) lässt sich das Fortschreiten dieser kognitiven Beeinträchtigungen jedoch verlangsamen. Da sich mit zunehmendem Alter das Risiko erhöht, eine mittelschwere bis schwere Schlafapnoe und eine Demenz zu entwickeln, ist es also sehr wichtig, Atemprobleme im Schlaf (zum Beispiel durch regelmäßiges Schnarchen) ernst zu nehmen. Wer den Eindruck hat, an einer Schlafapnoe zu leiden (mehr über die Risikofaktoren auf Seite 188), sollte auf jeden Fall einen Arzt aufsuchen, um so früh wie möglich mit einer Behandlung zu beginnen.

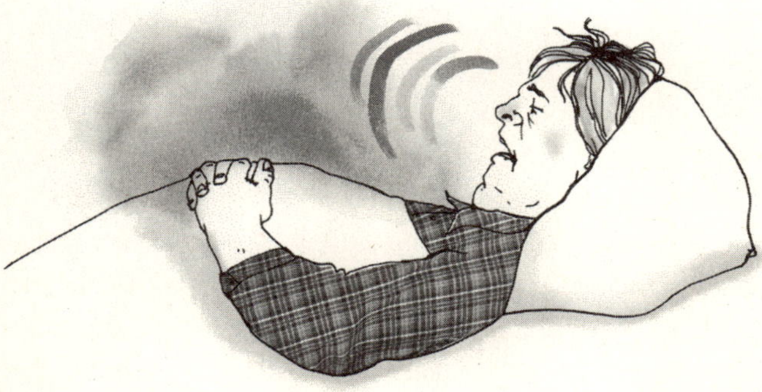

TEIL 3

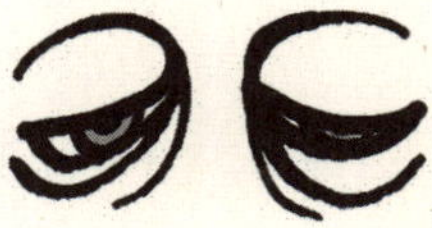

SCHLAF IST DIE BESTE MEDIZIN

Schlank und schön im Schlaf

Sie sind auf einem fünfzigsten Geburtstag eingeladen und überlegen, was Sie anziehen sollen. Hm, vielleicht den blauen Anzug, den Sie bei Ihrem eigenen vierzigsten getragen haben? Der ist doch noch schick. Sie kramen ihn aus den Tiefen des Kleiderschranks hervor, ziehen die Hose an und versuchen, Reißverschluss und Knopf zu schließen. Was ist das denn? Ist der Anzug etwa eingelaufen? Er hat doch in den letzten zehn Jahren nur unbenutzt im Schrank gehangen!

Die unbequeme Wahrheit ist wohl: Sie haben rund um den Bauch etwas Fett angesetzt. In zehn Jahren kann so einiges passieren. Außer dass sich der Stoffwechsel verlangsamt und die Muskelmasse schwindet, spielen auch äußere Faktoren wie veränderte Ernährungs- und Bewegungsgewohnheiten eine Rolle. Und nicht zuletzt natürlich der Schlaf …

Diverse Bevölkerungsstudien aus verschiedenen Teilen der Erde verzeichnen bei Menschen, die weniger als sieben Stunden pro Nacht schlafen, ein erhöhtes Risiko für die Entwicklung von Übergewicht und Adipositas (Fettleibigkeit). Und das ist nicht alles: Man stellte sogar fest, dass Menschen, die während der Studie nicht übergewichtig waren, auf lange Sicht dennoch anfälliger für Übergewicht und Fettleibigkeit waren. Um möglichst korrekte Schlussfolgerungen ziehen zu können, führte man noch eine Meta-Analyse aller Studien durch. Dabei zeigte sich, dass Menschen, die unter sieben Stunden pro Nacht schliefen, im Vergleich zu denen, die sieben bis acht Stunden schliefen (also nur wenig mehr), bereits ein um fünfzig Prozent erhöhtes Risiko zur Entwicklung von Adipositas aufwiesen.

VERLANGSAMTER STOFFWECHSEL IN DER NACHT

Sie kennen solche Menschen bestimmt auch: Sie können essen wie ein Scheunendrescher, ohne zuzunehmen – und das, obwohl sie kaum Sport treiben. »Wie unfair«, mag so mancher denken. Und das ist es auch! Diese Menschen sind vermutlich schlechtere Futterverwerter und können Nahrung nicht so gut in Energie umsetzen wie der Durchschnitt. Stattdessen wandeln sie einen großen Teil der Nahrung in Wärme um. Sie haben also eine höhere sogenannte ernährungsbedingte Wärmeproduktion und nehmen nicht so leicht zu, weil viel Energie aus der Nahrung einfach als Wärme verpufft. Bei Personen, die an Fettleibigkeit leiden, scheint es genau umgekehrt zu sein: Sie speichern mehr Energie in Form von Fett und geben weniger Wärme ab – sie haben somit eine geringere ernährungsbedingte Wärmeproduktion.

In der Steinzeit hätte man Letztere sicherlich beneidet. Damals war es ein evolutionärer Vorteil, Energie speichern zu können, da die Nahrungsbeschaffung schwierig und regelmäßige Mahlzeiten nicht an der Tagesordnung waren. Unser Körper ist ohnehin eher darauf ausgelegt, Energie zu speichern, als diese zu verschwenden, denn ursprünglich war es erforderlich, auf der Nahrungssuche längere Wege zurückzulegen. Ganz anders ist es da in der heutigen Gesellschaft, wo Essen ständig zum Greifen nah ist. Wir, die eigentlich dafür gemacht sind, auf die Jagd zu gehen und Nüsse und Beeren zu sammeln, können einfach nicht damit umgehen, permanent einen prall gefüllten Kühlschrank vor der Nase zu haben. Und deshalb laufen viele von uns ständig Gefahr, zuzunehmen.

Die ernährungsbedingte Wärmeproduktion macht aber nur einen kleinen Teil (etwa fünf bis zehn Prozent) des gesamten Energieumsatzes aus. Den größten Anteil hat der Grundstoffwechsel, das heißt die Energie, die im Ruhezustand umgesetzt wird. Hinzu kommt der Aktivitätsumsatz. Diesen Teil des Energieumsatzes kann man durch den eigenen Lebensstil beeinflussen: Man kann still sitzen und Energie sparen oder laufen, springen, klettern und gehen, um viel Energie zu verbrauchen.

Doch obwohl die ernährungsbedingte Wärmeproduktion im gesamten Energieumsatz nur einen relativ kleinen Teil ausmacht, hat sie auf lange Sicht große Auswirkungen. Wenn eine Person weniger Wärme produziert als der Durchschnitt und deshalb täglich einen Überschuss von hundert Kilokalorien hat, sind das im Monat bereits dreitausend Kilokalorien. Und aufs Jahr gerechnet macht das unglaubliche 36.000 Kilokalorien. Da achttausend Kilokalorien etwa einem Kilogramm Körpermasse entsprechen, läuft man also Gefahr, jährlich ganze 4,5 Kilo zuzunehmen!

So mancher fragt sich jetzt wahrscheinlich: Aber was hat denn die ernährungsbedingte Wärmeproduktion mit dem Schlaf zu tun? Die Sache ist die: Auch wenn die Wärmeproduktion beim einen generell höher ausfällt als beim anderen – für alle gilt, dass sie im Laufe des Tages schwankt. Da die Körpertemperatur tagsüber höher ist, wird die Energie aus der Nahrung auch in größerem Maße dazu aufgewendet, die Wärmeproduktion

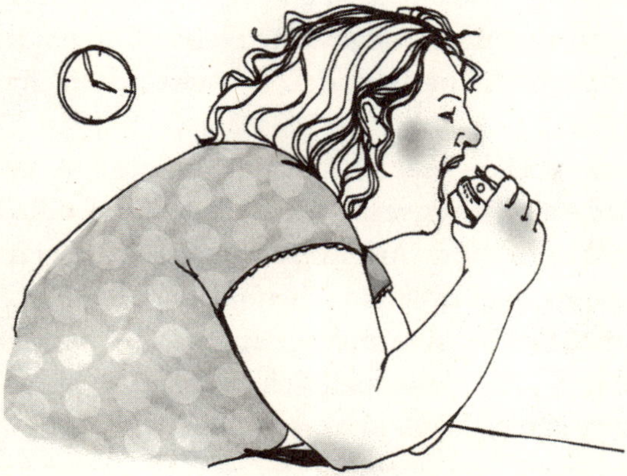

am Laufen zu halten. Deshalb braucht man abends eigentlich nicht so viel Nahrung. Weil der Körper sich auf die Erholung im Schlaf vorbereitet, senkt er seine Temperatur. Das Abendessen wird deshalb nicht im selben Maße zur Wärmeproduktion benötigt wie die anderen Mahlzeiten des Tages, und darum sind die Abend- und Nachtstunden die Zeit, in der die Umwandlung von Nahrung in Wärme am geringsten ist. Wenn man sich aber kurz vor dem Schlafengehen eine große Mahlzeit genehmigt oder nachts aufsteht und ordentlich zulangt, wandert die aufgenommene Energie direkt in die Fettdepots. Wer sich über einen längeren Zeitraum auf diese Weise ernährt, wird unweigerlich zunehmen.

FETTLEIBIGKEIT KANN DIE SCHLAFQUALITÄT BEEINTRÄCHTIGEN

Schlechter Schlaf kann Gewichtsprobleme verursachen. Umgekehrt können aber auch Übergewicht und Adipositas zu Schlafstörungen führen. Übergewichtige bilden nämlich oft größere Fettdepots am Hals, die eine Schlafapnoe auslösen können. Diese regelmäßigen Atemaussetzer in der Nacht sind eine der häufigsten Ursachen für eine schlechte Schlafqualität und belasten den Körper stark (mehr dazu in Kapitel 12).

Fettleibigkeit ist auch häufig mit unterschwelligen Entzündungen im Körper verbunden, die wiederum die Bildung von Zytokinen (einer Art Entzündungsmarker) im Fettgewebe fördern. Dies kann die Schlafqualität mindern, und weil der Körper für die Bekämpfung der Entzündungsherde viel Energie und viel erholsamen Schlaf benötigt, leiden fettleibige Menschen oft unter starker Müdigkeit.

Wie gesagt schwankt der Stoffwechsel im Laufe des Tages, und es ist ratsam, dann zu essen, wenn er auf Hochtouren läuft – also tagsüber. Der Stoffwechsel kann allerdings auch durch den Schlaf beeinflusst werden, genauer gesagt durch Schlafmangel. Dies betrifft aber nicht den Grundstoffwechsel, sondern nur die ernährungsbedingte Wärmeproduktion, die nach einer schlechten Nacht morgens um etwa zwanzig Prozent vermindert ist. Anders ausgedrückt speichert der Körper nach einer schlechten Nacht mehr Energie, was Christian Benedict und einige seiner deutschen Kollegen in einer Studie nachweisen konnten. Der Körper registriert, dass der Energieverbrauch in der schlaflosen Nacht höher war als normalerweise im Wachzustand. Deshalb nutzt der Körper den Trick, den Schlafmangel durch das Speichern der Energie aus der Nahrung zu kompensieren. Das Gehirn sagt sich in dieser Situation: »Nach diesem heftigen Energieverbrauch vergangene Nacht muss ich unbedingt Energie einlagern, damit ich für eine ähnliche Nacht in Zukunft gut gerüstet bin.«

Es ist also nicht so, dass es beim Gewicht nur auf die Kalorienanzahl ankommt. Relevant ist auch, wann man die Kalorien zu sich nimmt, denn der Stoffwechsel ist nicht zu jeder Zeit gleich effektiv. Vermutlich ist Intervallfasten für viele Menschen deshalb auch so eine gute Sache. Wenn man beispielsweise nur zwischen acht und 18 Uhr Nahrung zu sich nimmt, zwischen 18 und acht Uhr aber jegliche Energiezufuhr pausiert – also in einer Zeit, in der der Stoffwechsel eh eine Pause macht –, setzt man weniger leicht Hüftgold an.

Ein oder zwei schlaflose Nächte haben auf lange Sicht gesehen sehr wahrscheinlich keine großen Auswirkungen. Wer allerdings regelmäßig unter Schlafstörungen leidet, kann auf Dauer Gewichtsprobleme bekommen.

Unser Körper hat zudem noch andere Tricks auf Lager, um nach einer schlechten Nacht Energie zu sparen. Zum Beispiel vermeidet er am nächsten Tag Bewegung und andere energieintensive

Aktivitäten. Weil man beim Sport schneller müde wird, führt dies automatisch dazu, dass man weniger trainiert.

Die Ursachen für eine Gewichtszunahme aufgrund von chronischem Schlafmangel sind also eine verringerte ernährungsbedingte Wärmeproduktion und eine reduzierte physische Aktivität in Kombination mit erhöhter Kalorienzufuhr und ungesunder Ernährung.

Letzteres haben Christian Benedict und seine Kollegen näher unter die Lupe genommen. Sie luden eine Gruppe von Menschen ins Schlaflabor der Universität Uppsala ein, um zu untersuchen, wie sie sich nach einer schlaflosen Nacht ernährten. Es wurden ihnen verschiedene Lebensmittel am Computer gezeigt, von denen sie jeweils unterschiedliche Portionsgrößen auswählen konnten. Nach der Auswahl der gewünschten Nahrungsmittel wurden sie aufgefordert, die Portionsgröße zu wählen, die ihrer Meinung nach bei ihnen ein optimales Sättigungsgefühl erzeugen würde. Die Probanden, die nachts nicht geschlafen hatten, entschieden sich für größere Portionen als diejenigen, die sieben bis acht Stunden geschlafen hatten. Das ist eigentlich auch nicht weiter verwunderlich, schließlich war das Gehirn ja die ganze Nacht wach und am Morgen dementsprechend hungrig nach Energie. Anschließend bekamen alle Teilnehmer ein Standardfrühstück, das aus Joghurt, Haferflocken und belegten Brötchen bestand. Als man sie fragte, ob sie jetzt satt seien, bejahten das alle Teilnehmer. Danach bat man sie, sich die Portionsgrößen am Computer nochmals anzusehen und auch die Frage nach der idealen Portionsgröße erneut zu beantworten. Diejenigen, die nicht geschlafen hatten, bevorzugten unverändert die größeren Portionen, und sie entschieden sich auch in höherem Maße für Fast Food als die »Ausgeschlafenen«. Und das, obwohl sie behauptet hatten, satt zu sein!

In eine ähnliche Richtung ging eine amerikanische Studie, die ergab, dass Menschen, die zu wenig schliefen, also weniger als sieben Stunden pro Nacht, generell mehr Zucker und weniger Ballaststoffe zu sich nahmen. In einer weiteren von Christian Benedict gemeinsam mit schwedischen und deutschen Kollegen durchgeführten Studie durften Probanden eine Nacht schlafen und in einem zweiten Versuchsdurchgang nicht schlafen. Am Morgen nach jedem Durchgang erhielten alle Probanden dreihundert schwedische Kronen mit der Aufforderung: »Kaufen Sie mit diesem Geld Lebensmittel, und stellen Sie sich vor, Sie müssten die gesamte Summe ausgeben, weil die Geschäfte morgen alle geschlossen sind!« Und was wurde gekauft? Genau wie zu erwarten war, kauften die Probanden nach ihrer schlaflosen Nacht fettere, süßere, kalorienreichere Lebensmittel als nach der guten Nacht. Und das ist aus einer evolutionären Perspektive tatsächlich sehr clever, denn wenn man wenig geschlafen und durch das lange Wachsein viel Energie verbrannt hat, muss man dafür sorgen, dass das Gehirn wieder mit ausreichend Treibstoff betankt wird.

Diese Untersuchung zeigt, dass Schlafmangel nicht nur Einfluss darauf hat, wie viel man isst, sondern auch darauf, was man isst. Stellen Sie sich einmal vor, Sie gehen nach einer schlaflosen Nacht zu einem Frühstücksbuffet. Wie oft werden Sie sich den Teller wohl nachfüllen? Außerdem werden sicherlich keine Haferflocken auf Ihrem Teller landen, sondern vielmehr dicke, süße Pfannkuchen. Und was würde im Wagen landen, wenn Sie nach einer schlechten Nacht einkaufen gehen? Die Kuchentheke und die Süßigkeitenabteilung werden dann höchstwahrscheinlich eine größere Anziehungskraft auf Sie ausüben als der Obst-und-Gemüse-Bereich, und Sie werden mit Einkaufstüten voller Kalorienbomben nach Hause kommen. Allerdings schaden Sie damit nicht nur sich selbst und treiben Ihr eigenes Gewicht in die Höhe – auch Ihre Kinder sehen die Erfrischungsgetränke im Kühlschrank und greifen natürlich lieber danach als nach der Milchpackung oder der Wasserflasche. Und all das nur, weil Sie schlecht geschlafen haben …

LANGES SCHLAFEN REDUZIERT DEN ZUCKERKONSUM

In einer britischen Studie überreichte man erwachsenen Probanden, die normalerweise weniger als sieben Stunden schliefen, eine Liste mit vier individuell angepassten Ratschlägen zur Verbesserung ihrer Schlafroutinen, wie zum Beispiel vor dem Schlafengehen kein Koffein zu sich zu nehmen oder Entspannungsübungen zu machen. Ziel war es, ihr jeweiliges Schlafpensum zu erhöhen. Man teilte ihnen auch mit, um welche Uhrzeit sie sich möglichst schlafen legen sollten. Als die Probanden dank der Maßnahmen schließlich nachts länger schliefen, stellte man einen Rückgang ihres Zuckerkonsums von zehn Gramm pro Tag im Vergleich zum Anfangswert fest. Sie nahmen auch weniger Kohlenhydrate zu sich.

Anscheinend können also schon kleine Veränderungen des Lebensstils dazu führen, dass man länger schläft und sich überdies besser ernährt.

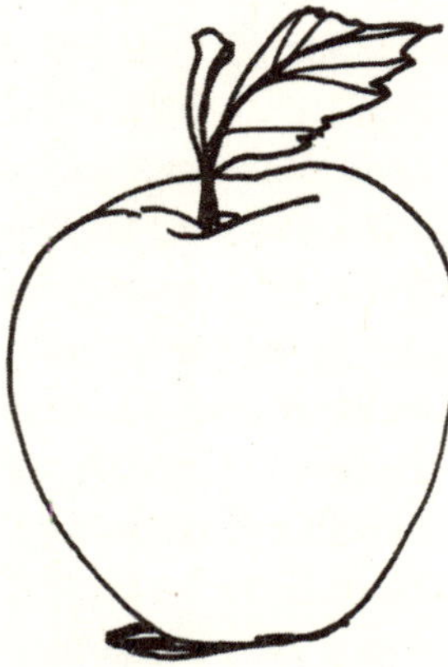

Doch welche Mechanismen wirken eigentlich genau, wenn wir nach einer schlechten Nacht morgens automatisch nach größeren, kalorienreicheren Portionen greifen? Um dem Gehirn zu signalisieren: »Es ist Zeit zu essen!«, schüttet der Magen zunächst das hungerauslösende Hormon Ghrelin aus. Bei Schlafmangel wird mehr Ghrelin produziert, was erklären könnte, warum wir mehr essen, wenn wir nicht ausreichend geschlafen haben. Darüber hinaus deuten Forschungsergebnisse darauf hin, dass das Darmhormon GLP-1, das normalerweise nach dem Essen freigesetzt wird und dem Gehirn meldet, dass man satt ist, erst ganze neunzig Minuten später seine vollständige Wirkung erreicht. Das Sättigungssignal kommt also sehr spät, und das Hungerhormon wirkt in der Zwischenzeit munter weiter. Das Ergebnis: Wir essen mehr, als wir sollten. Es gibt jedoch in Bezug auf diese Hormone einen Unterschied zwischen Frauen und Männern: Bei Schlafmangel sieht man bei Frauen eine stärkere Veränderung beim GLP-1-Hormon, bei Männern beim Ghrelin. Der Gesamteffekt auf den Hunger bleibt jedoch derselbe.

Bei Schlafentzug greift im Körper aber noch ein weiterer Mechanismus, der unseren Appetit stärker als gewöhnlich anregt. Normalerweise wird nachts im Schlaf viel Leptin ausgeschüttet. Es handelt sich dabei um ein Sättigungshormon, das im Fettgewebe gebildet wird und unter anderem bei der Aktivierung des Immunsystems eine große Rolle spielt. Vor allem aber signalisiert es dem Gehirn, dass man satt ist, damit man während des Schlafens nicht vom Hunger aufgeweckt wird. Morgens geht die Produktion von Leptin wieder zurück, schließlich muss man sich nach dem Aufwachen ja dringend wieder mit der für den neuen Tag benötigten Energie versorgen. Wenn man unter Schlafmangel leidet, fällt der Leptinspiegel im Blut nicht nur am Morgen, sondern den ganzen Tag über, der Appetithemmer wirkt also nicht so, wie er sollte.

Mithilfe eines MRTs, bei dem die Durchblutung im Gehirn gemessen wurde, konnte man feststellen, was im Gehirn selbst vor sich geht. Wenn man Probanden, die nicht geschlafen hatten, Bilder von Lebensmitteln zeigte, ließ sich eine höhere Aktivität im limbischen System (dem Belohnungszentrum) verzeichnen als bei Menschen, die geschlafen hatten (allerdings gibt es bei allen Menschen eine gewisse erhöhte Aktivität im limbischen System, wenn sie etwas sehen, das mit etwas Positivem oder einem Glücksgefühl verbunden ist – ganz gleich, wie viel sie geschlafen haben).

Das limbische System kann man sich vielleicht am besten als impulsives Teufelchen vorstellen, dem das Vernunftsystem im Frontallappen als Engelchen gegenübersteht. Der Engel sorgt dafür, dass man angemessen große Portionen isst, er bewertet, analysiert und fragt: »Was hätte es für Konsequenzen, wenn ich das hier alles essen würde?« Nach einer schlaflosen Nacht ist unser rettender Engel jedoch leider weniger aktiv, was der Teufel im limbischen System gleich ausnutzt, um sich in den Vordergrund zu spielen. Er animiert uns dazu, viel mehr zu essen als nötig. Schläft man aber gut, kehrt sich das Ungleichgewicht zwischen Engelchen und Teufelchen wieder um, diesmal zugunsten des Engels, der nun den Teufel im Zaum hält.

Christian Benedict und sein Forschungsteam haben die Kapazitäten des Engelchens, also des Frontallappens im Gehirn, nach einer Nacht mit Schlafentzug getestet. Dazu wurden Probanden am Computer verschiedene Substantive gezeigt. Bei »neutralen« Wörtern wie »Stuhl«, »Fenster« oder »Auto« sollten sie die Leertaste drücken. Bei Wörtern wie »Käse«, »Eiscreme«, »Paprika«, »Brot« und so weiter, also bei Lebensmitteln, sollten sie keine Taste betätigen. Die Forscher wollten schlicht und einfach die Impulsivität der einzelnen Probanden testen. Es stellte sich heraus, dass die Versuchspersonen, die nicht geschlafen hatten, auch bei den Nahrungsmitteln die Leertaste drückten. Das Teufelchen auf ihrer Schulter hatte den Kampf gegen den Engel also gewonnen.

Man muss jedoch bedenken, dass dieser Mechanismus nicht nur unsere Nahrungsaufnahme beeinflusst. Wenn das

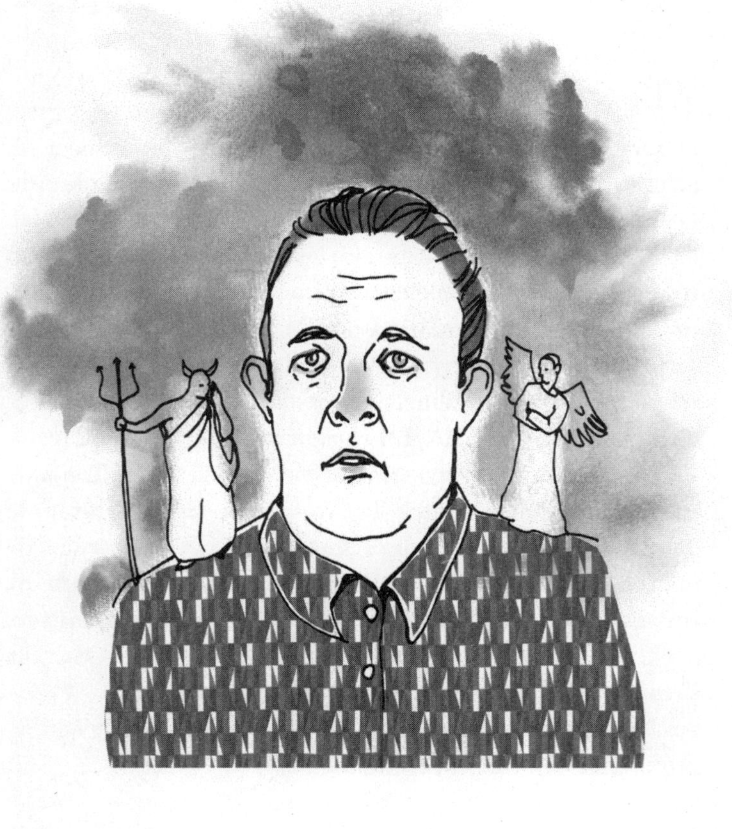

Teufelchen dominiert, kann sich auch der Drang nach besonders starken und gefährlichen Verlockungen wie Drogen oder Alkohol erhöhen. Das gesamte Leben ist dann durch mehr Impulsivität und auch Aggressivität geprägt, man ist stressanfälliger, und die Fahrtüchtigkeit ist eingeschränkt (mehr dazu in Kapitel 5).

GEFÄHRDETE JUGENDLICHE

Untersuchungen ergaben, dass Jugendliche, die weniger als acht Stunden schliefen, doppelt so häufig Gefahr liefen, Adipositas zu entwickeln, wie diejenigen, die die empfohlenen acht Stunden pro Nacht in den Federn lagen. Im Vergleich dazu wiesen Erwachsene ein nur zu fünfzig Prozent erhöhtes Risiko zur Entwicklung von Fettleibigkeit auf, wenn sie weniger als sieben bis neun Stunden schliefen.

Weil Jugendliche die Pubertät durchlaufen und sich ihr Gehirn bis zu ihrem 25. Lebensjahr auf das Erwachsenenalter vorbereitet, brauchen sie sehr viel Schlaf. Wenn Teenager nicht ausreichend schlafen, hat das große Auswirkungen auf den Stoffwechsel, aber auch auf das Gehirn, das entscheidet, ob man essen sollte oder nicht. Bei Erwachsenen scheint sich die Impulskontrolle im Frontallappen, unserem Vernunftzentrum, nach Schlafmangel leichter wiederherstellen zu lassen. Die Funktionen des Frontallappens sind bei Jugendlichen noch nicht voll ausgereift und wenn sie an Schlafmangel leiden, fällt es ihnen am nächsten Tag noch schwerer, Versuchungen zu widerstehen und verlockendem Fast Food eine Absage zu erteilen.

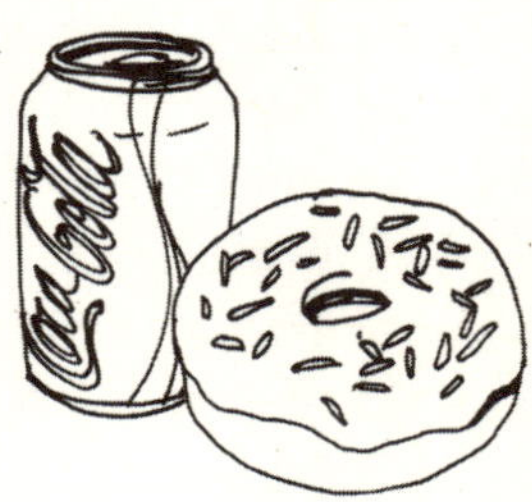

MEHR MUSKELN UND WENIGER FETT

Schlafmangel kann sich aber nicht nur auf das Gewicht auswirken. Sogar die Körperzusammensetzung, also die Verteilung von Körperfett und Muskelmasse, kann beeinflusst werden, wie Bevölkerungsstudien ergaben, die einen Zusammenhang zwischen zu wenig Schlaf (in diesem Fall weniger als sechs Stunden pro Nacht) und einem erhöhten Risiko zur Entwicklung einer ungünstigen Körperzusammensetzung aufdeckten. Wenn man also über einen längeren Zeitraum nicht gut schläft, besteht die Gefahr, dass sich der Körperfettanteil erhöht, während die Muskelmasse schwindet. Fakt ist, dass schon eine einzige schlechte Nacht ausreicht, um epigenetische Veränderungen auszulösen, die Ursache für dieses Phänomen sein können. Das fanden Christian Benedict und seine Kollegen an der Universität Uppsala in einer Studie heraus. Sie untersuchten Fett- und Muskelgewebeproben einer Gruppe von Menschen in zwei Schritten. Im ersten Schritt durften die Probanden nachts schlafen, im zweiten Schritt mussten sie den Großteil der Nacht wach bleiben. Man entdeckte bei den übernächtigten Probanden eine Veränderung des Stoffwechsels im Fettgewebe, die zu einer erhöhten Bildung von Fettdepots führte – auf eine ähnliche Weise, wie man es bei Adipositas und Typ-2-Diabetes kennt. Darüber hinaus offenbarte die Studie Anzeichen für einen erhöhten Abbau von Muskelgewebe.

Ähnliche Ergebnisse zeigt eine Studie aus Chicago. Hier wurde untersucht, wie sich Schlafmangel beim Abnehmen auswirken kann. Man setzte zwei Gruppen übergewichtiger Probanden auf eine kalorienreduzierte Diät und ließ eine Gruppe gut schlafen, während die andere nur ein paar Stunden schlafen durfte. Beide Gruppen verloren Gewicht, doch bei denjenigen, die nur wenig geschlafen hatten, schwand mehr Muskelgewebe und weniger Fett.

Die Frage ist, warum Schlafmangel Auswirkungen dieser Art haben kann. In einem von vielen möglichen Erklärungsansätzen wurde das Hormon Testosteron als Übeltäter ausgemacht. Testosteron spielt beim Muskelaufbau eine entscheidende Rolle. Wird nun infolge eines Schlafmangels weniger Testosteron ausgeschüttet, scheint dies eine Verringerung der Muskelmasse und Zunahme der Fettmasse zu begünstigen. Wie eine Studie aus den USA mit jungen Erwachsenen ergab, geht die Konzentration von Testosteron im Blut nach einer Woche mit nur fünf Stunden Schlaf pro Nacht um zehn bis 15 Prozent zurück.

Im Umkehrschluss bedeutet dies, dass guter Schlaf dem Fettaufbau und Muskelabbau vorbeugt. Bedenkt man, dass sich die Körperzusammensetzung mit zunehmendem Alter eh verändert und man immer mehr Muskelmasse verliert, ist es also wichtig, diesen Prozess nicht mit schlechtem Schlaf noch zu beschleunigen.

LANGSCHLÄFER UND ÜBERGEWICHT

Nicht nur Menschen, die zu wenig schlafen, laufen Gefahr, an Gewicht zuzulegen. Auch die Langschläfer, die mehr als neun Stunden pro Nacht im Bett verbringen, haben ein erhöhtes Risiko, Übergewicht oder Adipositas zu entwickeln. Oft ist langes Schlafen der Versuch des Körpers, eine schlechte Schlafqualität auszugleichen, zum Beispiel aufgrund von Schlafapnoe. Dazu kommt, dass man durch die langen Schlafphasen nur wenige Stunden am Tag aktiv ist und insgesamt weniger Energie verbraucht. Und was passiert noch, wenn man vormittags lange im Bett liegen bleibt? Dann hat man weniger Stunden zur Verfügung, um Tageslicht zu tanken, was zur Folge haben kann, dass sich der Schlaf-wach-Rhythmus und die Einnahme der Mahlzeiten nach hinten verschieben. Wie bereits in diesem Kapitel erwähnt, kann dies aber ebenfalls zu Gewichtszunahme führen.

AUCH DIE DARMFLORA HAT EINEN SCHLAF-WACH-RHYTHMUS

Im Laufe der letzten Jahre hat sich die Darmflora zu einem richtigen »In«-Thema entwickelt, man denke nur an Giulia Enders' Bestseller *Darm mit Charme*. Das ist nur zu verständlich, denn es gibt wirklich viele interessante und hilfreiche wissenschaftliche Erkenntnisse rund um den Darm.

So konnte beispielsweise gezeigt werden, dass nicht nur der Körper, sondern auch die Darmflora einem Schlaf-wach-Rhythmus unterliegt. Viele Darmbakterien sind tagsüber metabolisch aktiver und scheinen abends in eine Art Ruhemodus zu verfallen. Zum Beispiel fällt dem Teil der Darmflora, der lösliche Ballaststoffe und Nährstoffe verstoffwechselt und gesundheitsfördernde Stoffe wie kurzkettige Fettsäuren produziert, Abendarbeit schwerer. Manche Forscher sehen hierin den Grund für die negativen Auswirkungen von spätem Essen auf die Gesundheit.

Neuere Studien haben außerdem Veränderungen in der Zusammensetzung und Vielfalt der Darmbakterien bei Erkrankungen wie Adipositas und Typ-2-Diabetes beobachtet. Beide Erkrankungen werden wiederum mit chronischem Schlafmangel assoziiert. Auch die Schlaflosigkeit selbst könnte Einfluss auf die Darmflora haben, wie sich jüngst in einer Studie von Christians Benedicts Forscherteam herausgestellt hat. Die Forscher wollten herausfinden, inwieweit Schlafmangel die Darmflora von normalgewichtigen Menschen verändert, und analysierte dazu die Darmbakterien von gesunden Probanden vor und nach zwei Nächten mit moderatem Schlafentzug (etwa vier Stunden Schlaf pro Nacht). Anschließend durften die Probanden acht Stunden schlafen und wurden nochmals untersucht. Bei den Analysen stießen die Wissenschaftler auf spannende Veränderungen in der Darmflora. Zum Beispiel schien Schlafmangel den Anteil des »schlechten« Bakteriums

Firmicutes im Vergleich zum »guten« Bakterium Bacteroidetes zu erhöhen. Eine erhöhte Anzahl an Firmicutes und eine verringerte Anzahl an Bacteroidetes wurde in anderen Studien bei Probanden und Tieren mit Fettleibigkeit gefunden. Um wirklich nachweisen zu können, ob chronischer Schlafentzug neben Gewichtszunahme, Insulinresistenz und Typ-2-Diabetes auch eine veränderte Darmflora verursachen kann, sind allerdings noch weitere, umfangreichere klinische Studien notwendig.

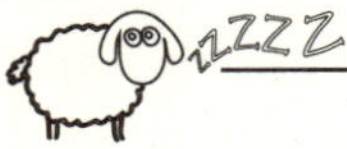

SCHICHTARBEIT ERHÖHT DAS RISIKO FÜR STOFFWECHSELSTÖRUNGEN

In einem Experiment, bei dem eine Nachtschicht simuliert wurde, fanden Forscher heraus, dass die Produktion von Metaboliten (Substanzen, die beim Stoffwechsel entstehen) im Verdauungssystem der Probanden um zwölf Stunden verschoben war. Und das, obwohl sich die Hauptuhr in den Gehirnen der Teilnehmer nur um zwei Stunden verstellt hatte. Das deutet darauf hin, dass die inneren Uhren in unserem Verdauungstrakt sehr stark und rasch auf Veränderungen der Arbeitszeiten reagieren, während die Hauptuhr davon nur wenig beeinflusst wird. Das hieße also, dass die inneren Uhren von Schichtarbeitern nicht mehr synchron laufen, weil manche von ihnen anzeigen: »Es ist Tag!«, während andere signalisieren: »Es ist Nacht!« Dies könnte womöglich eine Erklärung dafür sein, dass Schichtarbeiter häufiger unter Stoffwechselstörungen leiden als Menschen mit »normalen« Arbeitszeiten.

SCHLAFMANGEL BEEINFLUSST, WIE ANDERE UNS SEHEN

Fast jeder hat das schon einmal erlebt: Man wälzt sich stundenlang im Bett herum, wacht immer wieder auf, und im Kopf dreht sich das Sorgenkarussell, weil man am Abend zuvor einen Riesenkrach mit seinem Partner/seiner Partnerin hatte. Morgens schaut einen dann im Spiegel ein übernächtigtes Ich mit fleckiger Haut und dunklen Ringen unter den aufgequollenen Augen an, und man fühlt sich noch schlechter.

Schlafmangel hat nicht nur Auswirkungen auf unser Wohlbefinden und die Art und Weise, wie wir unsere Umwelt wahrnehmen. Er beeinflusst auch unser Aussehen und unsere Außenwirkung. Im Stockholmer Karolinska-Institut wurde dieser Zusammenhang mit drei Gruppen von Studierenden näher untersucht. Eine Gruppe durfte sieben bis acht Stunden schlafen, eine Gruppe bekam gar keinen Schlaf, und eine Gruppe durfte nur wenig schlafen. Am nächsten Morgen wurden von allen Teilnehmern Porträtfotos gemacht.

Danach luden die Forscher weitere Studierende ein, die nicht wussten, worum es in der Studie ging. Sie sollten sich alle Fotos anschauen und beurteilen, wie gesund, aktiv und vertrauenswürdig die Personen auf sie wirkten. Dazu konnten sie Punkte auf einer Skala von null bis hundert vergeben – hundert Punkte bedeuteten, dass die Person sehr attraktiv und vertrauenswürdig aussah, bei null Punkten empfand man den Menschen als unattraktiv und überhaupt nicht vertrauenswürdig. Die fotografierten Probanden waren zuvor so ausgewählt worden, dass sie in Bezug auf Gesundheit, Vertrauenswürdigkeit und Aussehen möglichst ähnlich waren – wenn sie gut geschlafen hatten. Als man die Porträts den anderen Studierenden vorlegte, stuften sie diejenigen, die nicht genug geschlafen hatten, im Durchschnitt als weniger attraktiv, gesund und vertrauenswürdig ein. Es scheint also tatsächlich so zu sein, dass die eigene

Außenwirkung stark davon abhängt, ob man gut oder schlecht geschlafen hat.

Das kann in bestimmten Situationen natürlich von Nachteil sein. Wenn bei der Arbeit ein wichtiges Planungstreffen stattfindet, möchte man selbstverständlich ausgeruht und frisch aussehen sowie tatkräftig, souverän, glaubwürdig und kompetent wirken. Ebenso gilt beim Vorstellungsgespräch: Wenn man zu wenig geschlafen hat, sind nicht nur die kognitiven Fähigkeiten eingeschränkt, man wird auch als weniger attraktiv und vertrauenswürdig eingestuft und erhält den lang ersehnten Job deshalb vielleicht nicht. Im privaten Umfeld ist es ähnlich - auch beim Partner/bei der Partnerin oder bei den Kindern kommt es gar nicht gut an, wenn man einen geistesabwesenden, unattraktiven, kraftlosen Eindruck macht. In Berufsgruppen, in denen es um die Gesundheit oder das Leben anderer Menschen geht, wie bei Psychologen, Ärzten, Sozialarbeitern oder Lehrern, kann dies sogar einen negativen Einfluss auf das Wohlbefinden und die Entwicklung ihrer Patienten und Schüler haben. Denn wird man als nicht sonderlich glaubwürdig empfunden, kann das bei Patienten oder Schülern ein Gefühl der Unsicherheit oder gar Angst auslösen.

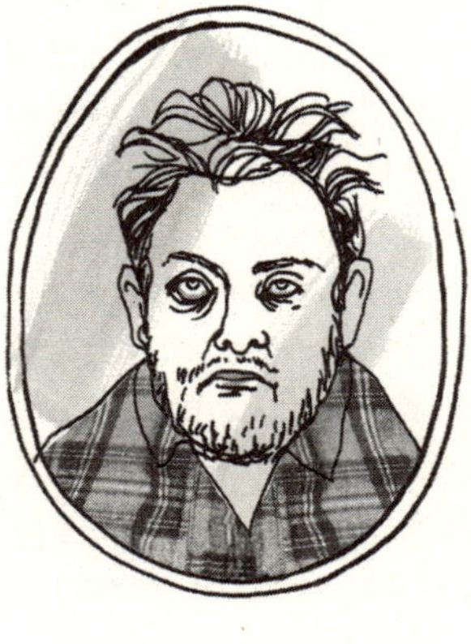

Doch was genau geschieht in einer schlaflosen Nacht eigentlich? Was verändert unser Aussehen so dermaßen, dass wir als unattraktiv und unzuverlässig wahrgenommen werden? Was sicherlich fast jeder kennt, sind diese unangenehmen dunklen Ringe oder dicken Säcke unter den Augen nach einer schlaflosen Nacht. Bekommt der Körper nur wenig Schlaf, staut sich Flüssigkeit unter den Augen, und es entstehen dunkle Ringe. Zudem fallen diese bei müden Menschen stärker auf, da die Hautspannung insgesamt nachlässt. An der Haut unter den Augen wird es am deutlichsten sichtbar, doch unsere gesamte Haut wird durch zu wenig Schlaf stark beeinflusst. Sie ist ja unser größtes Organ, und deshalb ist Schlafmangel hier ebenso gut ablesbar wie an unseren anderen Organen auch. Die Haut braucht nachts Erholung, um wieder zu Kräften zu kommen. Im Wachzustand schützt sie uns vor Umweltgiften, Abgasen und Krankheitserregern. In der Nacht kann sie sich eine Pause von all diesen Einflüssen gönnen und regenerieren. Schlafen wir nicht genug, leidet deshalb auch unsere Haut.

Doch wie kann es sein, dass man weniger vertrauenswürdig wirkt, wenn man übernächtigt ist? Die Theorie der Wissenschaftler ist Folgende: Wenn man schlecht schläft, sind alle Bewegungen verlangsamt, und man wirkt aufgrund des Energiemangels kraftlos und matt. Vertrauenswürdigkeit und Zuverlässigkeit sehen jedoch anders aus! Aufgrund der Müdigkeit fällt es einem manchmal sogar schwer, anderen direkt in die Augen zu blicken – dazu fehlt einem einfach die Energie. Doch auch das dient einem Zweck: Man versucht auf diese Weise nämlich, emotionale Konflikte zu vermeiden, die zu Aggressionen führen können. Das wäre in diesem ermatteten Zustand schlichtweg zu anstrengend. Eigentlich ganz schön clever von unserem Körper ...

ATEMLOS ALT!

Eine Studie mit Patienten, die unter Atemaussetzern im Schlaf litten (sogenannte Schlafapnoen), hat untersucht, wie sich eine einmonatige Behandlung mit der sogenannten CPAP-Therapie (bei der im Schlaf eine Atemmaske getragen wird) auf ihr Aussehen auswirkte. Die Patienten wurden dafür vor und nach der Behandlung fotografiert und die Bilder Leuten gezeigt (sogenannten Ratern), die nichts von der Behandlung wussten. Die Studie zeigte, dass die Rater die Patienten nach der Behandlung im Schnitt für sechs Jahre jünger hielten im Vergleich zu vor der Behandlung.

DAS IMMUNSYSTEM STÄRKEN

Unsere Welt ist voller Keime: Jemand niest und verteilt dadurch seine Viren oder Bakterien im Raum. Mit dem Griff an die Türklinke einer öffentlichen Toilette oder der Klotür bei der Arbeit nimmt man die Keime vieler anderer Toilettengänger auf. Der Hund, der sich zuvor auf dem Boden gewälzt oder am Haufen eines anderen Hundes geschnüffelt hat, leckt einem durchs Gesicht oder über die Hände. Tagtäglich ist man Bakterien und Viren ausgesetzt, die im eigenen Körper nichts zu suchen haben. Man nimmt sie über die Haut, den Darm, die Schleimhäute oder die Lunge auf, und sie versuchen, in unserem Körper ihr Unwesen zu treiben. Doch wir haben einen eingebauten Abwehrmechanismus, der uns vor den meisten Eindringlingen schützt: unser Immunsystem.

Einen Teil dieses Schutzschilds nennt man das unspezifische (angeborene, nicht-adaptive) Immunsystem. Es ist mit einem Ordnungshüter vergleichbar, der im Körper mit einem Scanner (ein bisschen wie ein Barcodescanner im Supermarkt) unterwegs ist, um mögliche Eindringlinge aufzuspüren. Wenn er auf etwas Verdächtiges stößt, prüft er, ob der Eindringling einen zulässigen Barcode hat und somit zum Körper gehört. Wenn der Barcode des Verdächtigen zum Beispiel der Leber, dem Darm oder Herzen zugeordnet werden kann, gilt er als legitimer Bestandteil des Körpers und darf bleiben. Stellt sich allerdings heraus, dass es sich nicht um körpereigene Zellen, sondern fremde Eindringlinge handelt, werden sie mit allen zur Verfügung stehenden Mitteln bekämpft. Christian Benedict und sein Forschungsteam interessierte in diesem Zusammenhang, ob eine schlaflose Nacht die Arbeit des unspezifischen Immunsystems beeinträchtigt. Und was fanden sie heraus? Unsere inneren Ordnungshüter hatten nach einer Nacht ohne Ruhepause bei der

Suche nach Fremdkörpern weniger Biss und wurden schneller müde. Deshalb kann man sich nach einer schlechten Nacht also leichter einen Infekt einfangen.

WENIGER SCHLAF – HÄUFIGER ERKÄLTET

In einem Experiment wurde der Schlaf von Probanden untersucht, denen über Nasentropfen Erkältungsviren verabreicht worden waren. Das Risiko, eine Erkältung zu bekommen, war bei den Teilnehmern, die unter sechs Stunden geschlafen hatten, viermal so hoch wie bei denjenigen, die sieben Stunden pro Nacht geschlafen hatten.

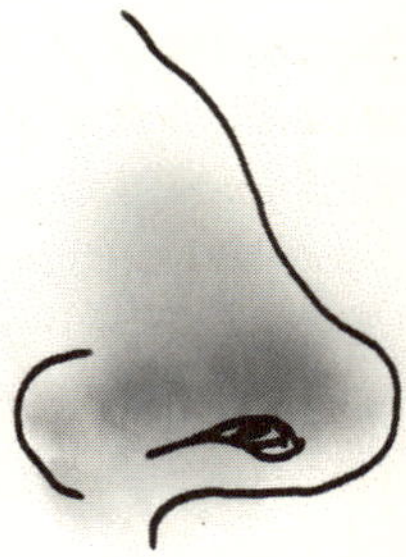

Zusätzlich zur unspezifischen Immunabwehr besitzen wir ein spezifisches (adaptives) Immunsystem, das gezielter gegen Eindringlinge vorgeht und sich im Laufe der Zeit immer weiter verfeinert und weiterentwickelt. Es ist im Gegensatz zum unspezifischen Immunsystem also nicht angeboren. Zum besseren Verständnis hier ein Beispiel: Sie zerschneiden ein Stück Stoff und verletzen sich dabei an der Schere. Von der Schere wandern Bakterien in Ihre Wunde, woraufhin von Ihrem Körper Botenstoffe ausgeschüttet werden, die die sogenannten dendritischen Zellen anlocken. Letztere sammeln Informationen über die Bakterien, analysieren sie, kommen zu dem Schluss, dass es sich um Eindringlinge handelt, und speichern die wichtigsten Informationen in sich ab. Dann wandern sie zu den Lymphknoten, wo sich viele sogenannte T-Zellen (Immunzellen mit verschiedenen Fähigkeiten) befinden, und zeigen diesen ihre gespeicherten

Informationen. Erkennt eine der T-Zellen diese Informationen wieder, beginnt sie, sich zu teilen und zu vervielfältigen. Die T-Zelle trägt nämlich die passende Waffe gegen das Virus oder Bakterium in sich und bildet so eine Art Taskforce zur Bekämpfung des Störenfrieds. Manche der T-Zellen entscheiden sich, den Eindringling direkt anzugreifen, andere regen sogenannte B-Zellen dazu an, Antikörper zu produzieren und sich an die Fremdstoffe anzudocken. Dadurch werden die Eindringlinge für die Immunzellen des Körpers noch besser sichtbar und können nachfolgend zerstört werden. Und wenn das alles so reibungslos funktioniert, bleiben Sie gesund.

Um wirksam funktionieren zu können, ist das Immunsystem allerdings auf guten Schlaf angewiesen, denn der Kampf gegen Bakterien und Viren erfordert viel Kraft. Wenn aber die nötige Energie fehlt, weil der Schlafmangel alles davon auffrisst, teilt das Gehirn dem Immunsystem nach ein oder mehreren schlaflosen Nächten irgendwann mit: »Es reicht – ich bin gestresst und will die Energie für mich.« Dann wird die Jagd auf Eindringlinge in der Priorität erst einmal herabgestuft.

Im sicheren, kuscheligen Bett kommt man mit weitaus weniger Bakterien und Viren in Kontakt als im Wachzustand. Dann kann sich das Immunsystem in aller Ruhe etwas spezifischeren Aufgaben widmen. Nehmen wir an, Sie haben sich tagsüber am Finger verletzt, und es ist dort eine kleine Infektion entstanden. Wenn Sie dann zu Bett gehen und Ihr Immunsystem abgeschirmt von äußeren Einflüssen seine Arbeit ungestört verrichten kann, wird die Infektion schneller abklingen. Außerdem wird in den ersten Stunden des Schlafs ein herrlicher Hormoncocktail ausgeschüttet, der die Immunabwehr tatkräftig unterstützt. Die Melatonin-, Somatropin- und Prolaktinspiegel im Blut steigen an, während der Anteil an immunhemmendem Cortisol gleichzeitig niedrig ist. Nach einer durchgemachten, schlaflosen Nacht fehlt dem Immunsystem also nicht nur die nötige Ruhe zur Erfüllung seiner Aufgaben, der Körper verpasst auch den wertvollen Hormoncocktail.

Darüber hinaus konnte in Studien nachgewiesen werden, dass Schlafmangel das spezifische Immunsystem schwächt. Ziehen wir noch einmal das Beispiel mit dem Hund heran, der draußen am Kot eines anderen Hundes geschnüffelt hat. Wenn der Hund Ihnen danach durchs Gesicht leckt, gelangen Krankheitserreger in Ihren Körper. Die dendritischen Zellen stellen fest, dass es sich um körperfremdes Material handelt, speichern diese Information und zeigen sie den T-Zellen in den Lymphknoten. Auf den Keim spezialisierte T-Zellen beginnen dann damit, sich zu vervielfältigen und weitere wichtige Schritte zur Bekämpfung des Keims einzuleiten, wie beispielsweise die Produktion von Antikörpern durch die sogenannten B-Zellen. Dies hilft unserem Körper, mit dem Krankheitserreger fertigzuwerden. Hierbei scheint gerade die erste Nacht nach Kontakt mit dem Krankheitserreger eine entscheidende Rolle zu spielen. Ist der Nachtschlaf gestört oder unzureichend, ist der Austausch zwischen dendritischen Zellen und T-Zellen nicht mehr so effektiv, und die Folge ist eine weniger ausgeprägte Immunantwort.

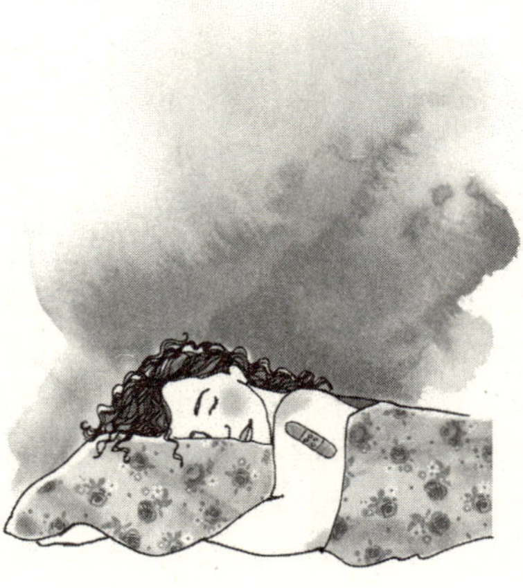

Ähnliches gilt übrigens auch bei Impfungen. In einer deutschen Studie wurden zwei Gruppen von Medizinstudenten morgens gegen Hepatitis A und B geimpft. Die eine Gruppe schlief in der Nacht danach gut, die andere wurde wachgehalten. Als man die spezifische Immunantwort beider Gruppen nach einem Monat verglich, stellte man fest, dass diejenigen, die in der ersten Nacht nach der Impfung wach waren, weniger Hepatitis-spezifische Antikörper und Immunzellen gebildet hatten. Die Wirkung der Impfung verschlechterte sich also durch eine Nacht mit Schlafentzug, und die Probanden waren weniger gut gegen einen Angriff des Hepatitis-Virus gewappnet.

Übrigens mussten drei Probanden aus der Gruppe, die keinen Schlaf bekam, erneut geimpft werden, weil der Gehalt der schützenden Substanzen zu niedrig war, um einen angemessenen Schutz bieten zu können. Die Teilnehmer der anderen Gruppe waren dagegen alle einwandfrei geschützt. Das heißt: Schlaf fördert die Wirksamkeit einer Impfung.

SCHLAFEN SCHÜTZT VOR KREBS

Ein Tumor entsteht, wenn gesunde Zellen plötzlich anfangen, sich im Körper ungehemmt und unkontrolliert zu vermehren und zu wachsen. Der Tumor kann sich zum Beispiel in einem Organ ansiedeln, dessen Funktion stören und es, wenn es sich um einen bösartigen Tumor handelt, auch ganz zerstören. Zudem kann der Krebs durch Metastasen (sogenannte Tochterzellen) in den Blutkreislauf gelangen und auf diese Weise auch andere Organe befallen. Krebs kann erblich bedingt sein oder durch äußere Stressfaktoren ausgelöst werden. Der häufigste und damit auch meistdokumentierte äußere Faktor ist das Rauchen. Aber auch giftige Chemikalien, Alkohol, UV-Licht oder rotes Fleisch können krebserregend sein. Weitere wichtige externe Faktoren sind Schlafmangel und ein chronisch gestörter Schlaf-wach-Rhythmus (zum Beispiel bei Schichtarbeitern).

Schlaf bietet auf verschiedene Weisen Schutz vor Krebs. Zum einen setzt man sich im Schlaf seltener krebserregenden Substanzen aus wie denen, die in Rauch, Chemikalien oder bestimmter Nahrung enthalten sind. Zum anderen werden im Schlaf die inneren Ordnungshüter aktiviert, die sogenannten *natural killer cells*. Diese Zellen sind vor allem in der Nacht aktiv und überprüfen den Zustand unserer Körperzellen. Finden sie Veränderungen, die auf eine Krebsgefahr hindeuten können, zerstören sie diese Zellen und bieten damit einen gewissen körpereigenen Schutz vor Krebs. In einer Nacht mit schlechtem Schlaf sind diese Schutzzellen aber weniger aktiv und nicht so effektiv im Aufspüren und Entsorgen von Krebszellen.

In diesem Zusammenhang spielt die Ausschüttung des Nachthormons Melatonin eine interessante Rolle. Erhalten die Ordnungshüter nämlich eine Dosis Melatonin, denken sie: »Oha – Zeit, aktiv zu werden, ordentlich aufzuräumen und festzustellen, ob irgendetwas schiefläuft!« Parallel dazu hat Melatonin noch andere positive Effekte. Tumore haben einen hohen Energiebedarf und brauchen für ihr Wachstum Zugang zum Blutzucker (Glukose). Um leichter an den Zucker zu gelangen, setzen Tumore verschiedene Substanzen frei, die dafür sorgen, dass Gefäße aus dem Tumor in die Blutbahn wachsen. So läuft die Glukoseversorgung noch besser, und der Krebs kann sich über Metastasen sogar weiter im Körper verbreiten. Das clevere Melatonin kann dem Krebs aber einen Strich durch die Rechnung machen, indem es das Wachstum neuer Gefäße hemmt. Und nicht nur das, Melatonin ist darüber hinaus auch ein potentes Antioxidans. Tumore lieben ein oxidatives Umfeld mit freien Radikalen, und weil Melatonin diese freien Radikale bekämpft, ist es denkbar, dass das Hormon auf diese Weise auch das Krebswachstum hemmt. Melatonin verhindert zudem potenziell schädliche

Auswirkungen von Östrogen im Brustgewebe. Ein zu hoher Östrogenspiegel kann nämlich wachstumsfördernd wirken und Brustkrebs auslösen.

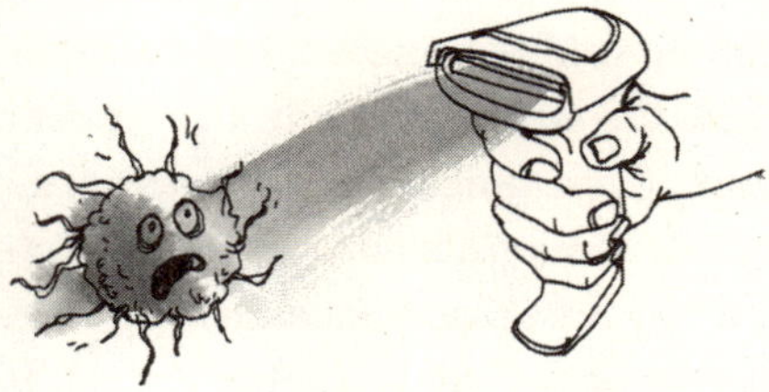

In einem US-amerikanischen Labor entnahmen Forscher einer Gruppe von Menschen tagsüber Blut, als der natürliche Melatoningehalt niedrig war, und dann noch einmal abends bei hohem Melatoninspiegel. Anschließend wurden beide Blutproben zu isolierten Brustkrebszellen hinzugefügt. Die nachfolgenden Analysen ergaben, dass die Wachstumsrate der Krebszellen, die mit dem melatoninangereicherten Blut behandelt worden waren, sich verlangsamte. In separaten Experimenten konnte man außerdem zeigen, wie die Zugabe eines Melatoninhemmers zu einem beschleunigten Wachstum der Krebszellen führte. All dies deutet darauf hin, dass Melatonin eine wichtige Rolle bei der Bekämpfung von Krebs spielt. Das unterstützen auch Studien, in denen untersucht wurde, wie Tumore von Krebspatienten auf eine Chemotherapie reagieren, wenn gleichzeitig Melatonin verabreicht wird. Es zeigte sich, dass die Chemotherapie besser wirkte, wenn man sie mit einer Melatonineinnahme verband. Bevor man hier stichhaltige Schlüsse ziehen kann, müssen aber noch weitere Untersuchungen auf diesem Gebiet erfolgen.

Immer wieder hört man, dass Schichtarbeit, vor allem Nachtschichtarbeit, Krebs auslösen kann. Und tatsächlich deuten einige Studien bei Frauen auf ein erhöhtes Brustkrebsrisiko und bei Männern auf ein erhöhtes Prostatakrebsrisiko hin, wenn beide

Geschlechter Schichtarbeit leisten. Dabei soll jedoch nicht unerwähnt bleiben, dass in gewissen Studien ein Zusammenhang zwischen Schichtarbeit und Dickdarmkrebs nachgewiesen wurde, neuere Untersuchungen aber überhaupt keine Verbindung zwischen Schichtarbeit und Krebs herstellen konnten. Die Forscher, die Schichtarbeit für potenziell krebserregend halten, erklären dies häufig damit, dass Schichtarbeiter eine gestörte Melatoninproduktion haben. Wenn sie nachts in hell erleuchteten Räumen arbeiten und mit großer Wahrscheinlichkeit auch Smartphones und Computer benutzen, senkt dies die natürliche nächtliche Melatoninausschüttung. Am nächsten Morgen, wenn sie auf dem Weg nach Hause sind, signalisiert das Tageslicht ihrer inneren Uhr, aktiv zu sein – entsprechend wird nun auch kein Melatonin produziert. Infolgedessen wird es schwieriger, einzuschlafen, und der Schlaf am Tag hat durch den niedrigeren Melatoninspiegel möglicherweise eine geringere krebsschützende Funktion.

Auf Dauer kann sich eine niedrige Melatoninversorgung also negativ auf die Gesundheit auswirken, weil Melatonin im Schlaf eine wichtige Rolle bei der Gewebereparatur spielt. Wer nun aber Schichtarbeiter ist und deshalb überlegt, tagsüber Melatonin einzunehmen, um Schlaf nachzuholen und von dem schützenden Effekt zu profitieren, sollte lieber die Finger davon lassen. Denn dann gerät der Schlaf-wach-Rhythmus vollends aus dem Ruder. Die inneren Uhren – und der Körper – werden unweigerlich irgendwann streiken und vermutlich werden früher oder später Diabetes-Typ-2-ähnliche Symptome auftreten. Die einzigen Menschen, für die sich eine Melatoninzufuhr lohnen kann, sind Personen mit Einschlafschwierigkeiten. Wenn sie abends Melatonin einnehmen, können sie damit ihre inneren Uhren in den richtigen Takt bringen. In Deutschland sind Melatonin-Präparate, wie bereits erwähnt, allerdings rezeptpflichtig. Und das ist auch gut so, damit eine missbräuchliche Einnahme verhindert werden kann.

Der größte Risikofaktor für einen Krebstod ist und bleibt allerdings das Altern. Denn mit den Jahren verschlechtert sich die Leistung unseres Immunsystems. Vielleicht als Folge dessen, dass wir im Alter schlechter schlafen? Allerdings verringert sich mit zunehmendem Alter auch die Melatoninproduktion. Ein junger Mensch schüttet im Durchschnitt mehr Melatonin aus als ein alter. Und natürlich gibt es in jeder Altersgruppe Ausnahmen. Doch wenn man abends generell nicht so viel Melatonin ausschüttet (altersbedingt, wegen eines Augenleidens, durch das man nicht im erforderlichen Umfang vom Tageslicht profitieren kann, oder aufgrund einer genetischen Disposition), ist es umso wichtiger, einen stabilen Schlaf-wach-Rhythmus aufzubauen und in der Nacht zu schlafen.

MAXIMALE MELATONINWIRKUNG

Wenn Sie dafür sorgen möchten, dass die Melatoninausschüttung rechtzeitig vor dem Schlafengehen beginnt, sollten Sie die folgende Schlafhygiene einhalten:

1. Halten Sie sich tagsüber viel im Freien auf (vorzugsweise morgens), und tanken Sie möglichst viel Tageslicht.
2. Treiben Sie vormittags draußen Sport, und trainieren Sie drei bis vier Stunden vor der Schlafenszeit nicht mehr.
3. Vermeiden Sie abends das blaue Licht von Computern, Smartphones und Tablets.
4. Nehmen Sie spät am Tag kein Koffein mehr zu sich (Faustregel: nicht nach 15 Uhr).
5. Schalten Sie kein Licht ein, wenn Sie nachts aufwachen. Dunkelheit fördert die Melatoninausschüttung, während Licht sie hemmt.

6. Dunkeln Sie das Schlafzimmer im Sommer, wenn es abends lange hell ist, gut ab. Ist es im Raum zu hell, wird weniger Melatonin ausgeschüttet – schon ein leichter Lichtschimmer reicht aus.
7. Finden Sie Wege, Stress im Alltag zu reduzieren und besser mit Stress umzugehen. Denn Stress reduziert die Produktion von Melatonin.

MÖGLICHER SCHUTZ VOR ALTERSDIABETES

Unter dem Begriff *Diabetes mellitus*, auch »Zuckerkrankheit« genannt, fasst man eine Reihe von Krankheiten zusammen, die mit hohem Blutzucker und Zucker im Urin einhergehen. Diabetes kann Schäden an Blutgefäßen, Nerven und der Netzhaut verursachen und eine Vielzahl anderer Krankheiten, wie Herz-Kreislauf-Erkrankungen, auslösen.

Typ-1-Diabetes mellitus ist eine Autoimmunkrankheit, bei der das Immunsystem die insulinproduzierenden Zellen in der Bauchspeicheldrüse angreift und zerstören kann. Der Körper kann dann kein Insulin mehr produzieren (ein Hormon, das die Körperzellen dazu anregt, Zucker aus dem Blut aufzunehmen).

Beim **Typ-2-Diabetes mellitus** hat das Insulin nicht die erforderliche blutzuckersenkende Wirkung, was den Körper auf lange Sicht schädigt. Menschen mit Diabetes vom Typ 2 leiden darüber hinaus häufig unter Bluthochdruck, Adipositas und schlechten Blutfettwerten.

Prädiabetes ist eine Vorstufe des Typ-2-Diabetes. Menschen mit Prädiabetes und Typ-2-Diabetes können den Krankheitsverlauf durch Schlaf-, Ernährungs- und Lebensstilkorrekturen positiv beeinflussen.

Gibt es aber auch einen Zusammenhang zwischen Schlafmangel und Diabetes? Im Allgemeinen verbindet man zumindest den Typ-2-Diabetes ja eher mit schlechten Ernährungsgewohnheiten und einem hohen Zuckerkonsum. Fakt ist aber, dass der Schlaf eine entscheidende Rolle dabei spielt, wie der Körper Glukose verarbeitet und wie man entsprechend Typ-2-Diabetes und seinen Vorstufen entgegenwirken kann. Es hat sich herausgestellt, dass Menschen mit dieser Form von Diabetes häufig unter Schlafproblemen und einem gestörten Schlaf-wach-Rhythmus leiden. Studien weisen darauf hin, dass sich die körpereigene Insulinreaktion verbessert und die Zuckerbelastung sich daraufhin verringert, wenn man die Schlafprobleme in den Griff bekommt.

Christian Benedict und seine Kollegen konnten in verschiedenen Studien mit Personen, die vor der Studie keine Stoffwechselprobleme gehabt hatten (sie litten weder an Übergewicht oder Adipositas noch an Typ-2-Diabetes), einen eindeutigen Zusammenhang zwischen Schlafstörungen und einer verminderten Insulinempfindlichkeit (Immunresistenz) feststellen. In einer gemeinsam mit deutschen Kollegen durchgeführten Studie wurde dieser Zusammenhang besonders deutlich. Dabei ließ man 16 gesunde junge Männer in drei verschiedenen Durchgängen jeweils acht Stunden im Schlaflabor schlafen, bevor sie aufstehen mussten. Beim ersten Durchgang durften die Männer ungestört schlafen. Beim zweiten Durchgang ertönte immer dann, wenn die Messgeräte anzeigten, dass sie sich im Tiefschlaf befanden, ein Störgeräusch. Beim dritten Durchgang erklang das gleiche Tonsignal, allerdings im Traumschlaf. Nach jeder Nacht im Schlaflabor erhielten die Probanden morgens eine Zuckerlösung. Man nahm Blutproben und analysierte, wie sich Blutzucker- und Insulinspiegel verändert hatten und wie lange es dauerte, bis der Blutzucker wieder auf Normalwert gesunken war. Dabei zeigte sich, dass Insulin- und Blutzuckerspiegel nach der morgendlichen Zuckerlösung bei einer Störung des Tiefschlafs deutlich stärker anstiegen als bei einem gestörten Traumschlaf. Die Studie deutet also darauf hin, dass ein unbehelligter Tiefschlaf für den reibungslosen Ablauf unseres Stoffwechsels wichtig ist.

Leider gibt es aber auch einige Krankheiten, die sich störend auf den Tiefschlaf auswirken, zum Beispiel Depressionen. Auch bestimmte Medikamente, wie Benzodiazepine, die oft als Einschlafhilfe oder gegen Angststörungen verabreicht werden, haben einen negativen Einfluss auf den Tiefschlaf. Personen, die solche Erkrankungen haben oder derartige Arzneimittel einnehmen, könnten zur Sicherheit beim Arzt klären lassen, ob ihr Zuckerstoffwechsel in Ordnung ist.

In einer weiteren Studie, die Christian Benedict und seine Forschergruppe durchgeführt haben, zeigte sich, dass bereits zwei Nächte mit teilweise gestörtem Schlaf ausreichen, um die Insulinreaktion nach einer Zuckerbelastung um zwanzig Prozent herabzusetzen. Auch wenn man zu »falschen« Zeiten schläft, scheint man Diabetes-Symptome zu entwickeln (zum Beispiel, wenn man als Schichtarbeiter tagsüber schläft). Eine Chicagoer Studie ergab: Wenn man tagsüber schläft, ist die Insulinempfindlichkeit des Körpers im Vergleich zum gleichen Schlafpensum in der Nacht um dreißig Prozent vermindert.

BLUTHOCHDRUCKBEHANDLUNG: EINE FRAGE DES ZEITPUNKTS?

Bei der Stoffwechselerkrankung Typ-2-Diabetes (die häufig auch als Altersdiabetes bezeichnet wird) sprechen die Körperzellen zunehmend schlechter auf das Hormon Insulin an, das Glukose (Blutzucker) aus dem Blut ins Zellinnere schleusen soll. Neben zu wenig Sport, schlechten Ernährungsgewohnheiten, mangelndem Schlaf und einer genetischen Vorbelastung spielt auch der Bluthochdruck eine wichtige Rolle bei der Entstehung des Typ-2-Diabetes. Um der Erkrankung vorzubeugen, ist es daher wichtig, nicht nur den eigenen Lebensstil dauerhaft zu verbessern, sondern auch den zu hohen Blutdruck medikamentös adäquat zu behandeln. Eine spanische Studie konnte dabei zeigen, dass der Zeitpunkt der

Einnahme von Bluthochdruckmedikamenten eine bisher ungeahnte Rolle für das Risiko, an Typ-2-Diabetes zu erkranken, spielt. Es zeigte sich, dass Patienten, die ihr Bluthochdruckmedikament vor dem Einschlafen einnahmen, im Vergleich zu Patienten, die ihr Bluthochdruckmedikament am Morgen einnahmen, ein um etwa vierzig Prozent geringeres Risiko hatten, an Altersdiabetes zu erkranken. (Sollten Sie Bluthochdruckmedikamente einnehmen, klären Sie bitte erst mit Ihrem behandelnden Arzt ab, ob er oder sie eine Änderung des Zeitpunkts der Medikamenteneinnahme als unbedenklich einschätzt.)

Darüber hinaus entdeckten Forscher aus Boston, dass Schlafmangel oder auch Schlaf, der zu Zeiten stattfindet, die der inneren Uhr zuwiderlaufen, das Risiko der Entwicklung eines Typ-2-Diabetes erhöhen kann. In der Studie ließ man die Probanden zunächst zehn Stunden in der Nacht schlafen. Dann folgten drei Wochen, in denen sie nur ungefähr sechs Stunden schlafen durften und diese Stunden über die gesamten 24 Stunden des Tages verteilen sollten. Die Forscher stellten fest, dass die Probanden in der Zeit, in der sie nicht ausreichend und zu ungewöhnlichen Zeiten geschlafen hatten, nach den Mahlzeiten einen erhöhten Blutzuckerspiegel aufwiesen. Der Grund dafür: Die Insulinausschüttung der Bauchspeicheldrüse hatte sich verringert – was wiederum einer der Faktoren ist, die das Risiko zur Entwicklung einer Diabeteserkrankung erhöhen.

Doch warum treten diese Symptome überhaupt auf? Die Sache ist die: Das Gehirn, das Muskelgewebe und zu einem gewissen Grad auch das Fettgewebe wetteifern alle um denselben Treibstoff: die Glukose. Wenn man unter Schlafmangel leidet, ist das Gehirn länger als gewöhnlich wach und verbraucht deshalb mehr Glukose. Insbesondere das Fehlen von Tiefschlaf verstärkt diesen Bedarf, denn in dieser Schlafphase werden relevante Erinnerungen verankert und irrelevante gelöscht, um ausreichend Energie für den kommenden Tag zur Verfügung zu haben. Wenn man im Schlaf allerdings keine Energie sparen kann, ist der Körper genötigt, das Energieniveau durch größere Mengen Glukose aufrechtzuerhalten. Eine interessante Theorie besagt, dass ein müdes Gehirn die Ausschüttung des Stresshormons Cortisol durch die Nebennierenrinde stimuliert, um seine Glukoseversorgung sicherzustellen. Mithilfe von Cortisol sendet das Gehirn den Muskeln die egoistische Botschaft: »Finger weg von der Glukose, die gehört mir! Ihr müsst euch einen anderen Energielieferanten suchen!« Die Muskeln gehorchen brav und überlassen dem Gehirn die Glukose. Das ist allerdings problematisch, denn das Muskelgewebe wird normalerweise nach dem Essen durch das Insulin dazu angeregt, den Großteil der Glukose aus dem Blutkreislauf aufzunehmen. Geschieht dies nicht, steigt der Blutzuckerspiegel. Ein weiterer unerwünschter Nebeneffekt des Cortisols ist der Abbau von Muskelproteinen. Als Folge werden nicht nur Aminosäuren aus den Muskeln ins Blut freigesetzt, es kann auf lange Sicht auch zu einem Muskelabbau kommen. Die freigesetzten Aminosäuren wandern über das Blut in die Leber und werden dort in Glukose und Ketonkörper umgewandelt, die wiederum in den Blutkreislauf eingespeist und zum Gehirn geleitet werden.

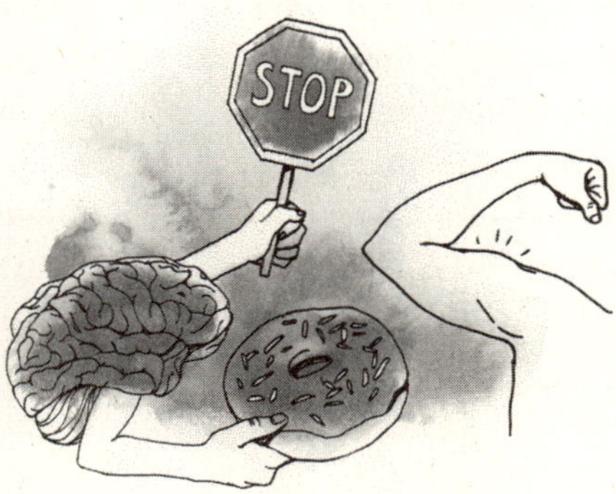

Was den Typ-2-Diabetes so gefährlich macht, sind seine vielfältigen Begleitsymptome. So kann zu viel Glukose im Blut Hyperglykämie (Überzucker) verursachen. Diese kann die Gefäßwände schädigen, weil sich die Glukose an die Gefäßinnenwände koppelt und eine Entzündung auslöst. Im Gefäß wird es immer enger, bis das Blut schließlich nicht mehr hindurchfließen kann und der Blutdruck sich erhöht. Eine chronische Hyperglykämie ist sehr belastend für den Körper und kann auch Organen wie Herz, Augen und Nieren schaden. Der Blutkreislauf, der die Zellen mit Sauerstoff und Nährstoffen versorgt, kann ebenfalls in Mitleidenschaft gezogen werden. Darüber hinaus können verstopfte Gefäße die Entwicklung von Demenz beschleunigen.

SCHLECHT SCHLAFENDE DIABETIKER SIND ANFÄLLIGER FÜR GEDÄCHTNISPROBLEME

Wie man nachweisen konnte, kann Diabetes zu kognitiven Problemen und einem erhöhten Demenzrisiko führen. Forscher am Chicago College of Medicine untersuchten den Zusammenhang zwischen Schlaf und kognitiven Fähigkeiten bei Patienten mit Typ-2-Diabetes und Prädiabetes. Sie stellten fest, dass eine schlechte Schlafqualität bei beiden Patientengruppen mit einem höheren Risiko zur Entwicklung demenzähnlicher Symptome einherging, als dies bei Menschen ohne Diabetes und Schlafstörungen der Fall war.

EIN STARKES HERZ

Ganz gleich, was wir tun – ob wir unser Lauftraining absolvieren, Wäsche aufhängen oder mit dem Fahrrad zum Einkaufen fahren, ob wir am Herd stehen und kochen oder ein Buch lesen, ob wir weinen, lachen oder andere Gefühle empfinden – in jeder Minute arbeitet unser Herz auf Hochtouren, um unseren Körper mit sauerstoffreichem Blut zu versorgen. Aus der rechten Herzkammer wird sauerstoffarmes Blut über die Lungenarterien in die Lungen gepumpt, wo das Blut Kohlendioxid abgibt und neuen, frisch eingeatmeten Sauerstoff aufnimmt. Über die Lungenvenen wird sauerstoffreiches Blut in den linken Vorhof transportiert, von dort aus in die linke Herzkammer geleitet und dann in den großen Blutkreislauf getrieben, um das gesamte Körpergewebe mit dem lebensnotwendigen Sauerstoff zu versorgen. Wie man sich vorstellen kann, ist dieser Prozess sehr kraftraubend. Deshalb brauchen Herz und Gefäßsystem die Erholungs- und Regenerationsphasen im Schlaf dringend. Zwar ruhen beide im Schlaf nicht vollständig, doch Puls und Blutdruck sinken in den ersten zwei bis drei Stunden des Schlafs ab und entlasten dadurch das Herz-Kreislauf-System. Wie Wissenschaftler feststellen konnten, werden im Schlaf zudem beschädigte Proteine im Herzen durch neue, frische ersetzt. Bekommt man nicht den erforderlichen Schlaf, wird dieser Reparaturprozess gehemmt, und das Herz ist schnell überlastet. Das Zusammenspiel zwischen Vorhöfen und Herzkammern kann aus dem Takt geraten und eine Herzrhythmusstörung entstehen. Diese wiederum kann zu Herz-Kreislauf-Erkrankungen wie einem Schlaganfall oder Herzinfarkt führen.

In amerikanischen Studien wurde zum Beispiel festgestellt, dass Menschen, bei denen Insomnie (Schlafstörungen) diagnostiziert worden war, ein um 29 Prozent höheres Risiko aufwiesen, Herzrhythmusstörungen zu entwickeln, als Patienten ohne Schlafstörungen. Und bei Probanden, die über ständiges Aufwachen klagten, war die Wahrscheinlichkeit für Herzrhythmusstörungen um 26 Prozent höher als bei denen, die durchschliefen. Schlafmangel führt auch zu einem Anstieg des für das Herz-Kreislauf-System vermutlich schädlichen LDL-Cholesterins, des Blutdrucks und der Blutfettwerte und kann Hyperglykämie (Überzucker) auslösen. All dies kann wiederum das Risiko erhöhen, eine Herz-Kreislauf-Erkrankung zu entwickeln. Wie eine in der Fachzeitschrift *Pediatrics* erschienene Studie ergab, lassen sich die erwähnten Veränderungen schon bei Teenagern feststellen, wenn sie zu kurz oder zu schlecht schlafen. Es ist also überaus wichtig, dem Schlaf sein Leben lang Priorität einzuräumen – vom Anfang bis zum Ende.

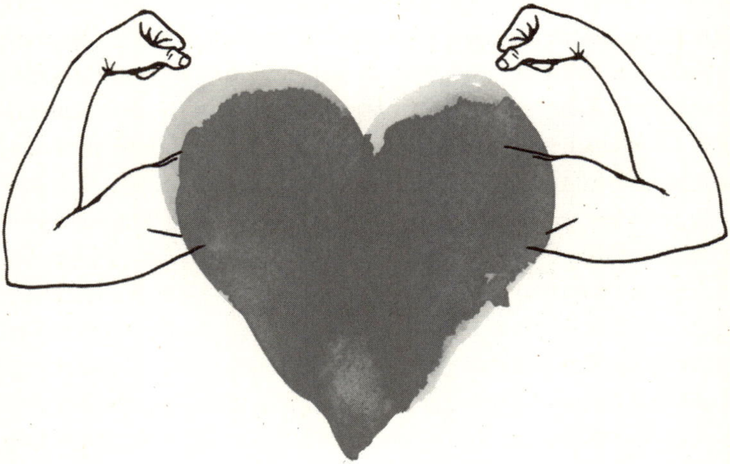

17%

Wenn man nachts arbeitet, ist das Risiko, eine Herz-Kreislauf-Erkrankung zu entwickeln, im Vergleich zu Menschen, die tagsüber arbeiten, um 17 Prozent erhöht. Das ergab eine Meta-Analyse, die auf den Daten von 173.000 Personen basierte. Die Analyse zeigte darüber hinaus, dass das Risiko um weitere sieben Prozent ansteigt für jede weiteren fünf Jahre, die man als Schichtarbeiter tätig war. In Anbetracht dieser Resultate ist es für jeden ratsam, das eigene genetische Risiko zur Entwicklung einer Herz-Kreislauf-Erkrankung zu ermitteln. Wenn die Eltern oder Großeltern zu den Betroffenen gehören, sollte man sich tunlichst keinen Job mit unregelmäßigen Arbeitszeiten aussuchen. Wer dennoch gezwungen ist, Schichtdienst zu leisten, sollte regelmäßige Gesundheitschecks durchführen lassen.

SCHLAFAPNOE

Ganz besonders belastend für Herz und Kreislauf ist die Schlafapnoe, eine Erkrankung, bei der Menschen Atemaussetzer im Schlaf erleiden, die mindestens zehn Sekunden andauern und bis zu fünfmal pro Stunde vorkommen. In diesen Atempausen kann der Sauerstoffgehalt des Blutes um fünf bis zehn Prozent sinken. Zur Ermittlung des Schweregrads der Schlafapnoe wird die Anzahl der Aussetzer pro Stunde gemessen und mit dem Apnoe-Hypopnoe-Index (AHI) verglichen. Ein AHI von null bis fünf gilt als normal, von fünf bis zehn als mild, ein AHI zwischen 16 und dreißig wird als moderat und von mehr als dreißig als schwer eingestuft.

Je häufiger die Atemaussetzer vorkommen und je länger sie andauern, desto schwerwiegender können die Folgen sein. Wenn derartige Pausen immer wieder auftreten, ist der Körper irgendwann vollkommen erschöpft. Machen Sie einmal selbst den Test, und halten Sie dreißig Sekunden lang die Luft an – ein Zustand, der bei vielen Patienten mit einer schweren Schlafapnoe häufig beobachtet wird. Sie werden sehen, wie anstrengend das für den ganzen Körper ist.

Wenn die Sauerstoffkonzentration im Blut sinkt, wird dies von Sensoren im Blutgefäßsystem des Körpers erkannt, woraufhin das Gefäßsystem das Blut rascher in die Lungen leitet, um dort frischen Sauerstoff zu tanken. Außerdem wird dem Gehirn der Sauerstoffmangel gemeldet. »Oh nein, unser Leben ist in Gefahr!«, ruft das Gehirn und fordert das Herz über einen Nervenimpuls auf: »Du musst kräftiger pumpen!« Zugleich werden die Stresshormone Adrenalin und Cortisol ausgeschüttet, die Herz und Gefäßen ebenfalls mitteilen: »Wir haben hier ein Problem. Das System hat zu wenig Sauerstoff! Herz, du musst schneller schlagen! Gefäße, ihr müsst das Blut schneller in die Lungen bringen!«

Passiert so etwas mehrmals pro Stunde und Nacht für Nacht, kann man sich gut vorstellen, dass dies zu hohem Blutdruck und Herz-Kreislauf-Problemen führen kann. Das Herz ist schließlich nicht darauf ausgelegt, nachts im Schlaf solche heftigen Kampf-oder-Flucht-Reaktionen zu bewältigen – und dann auch gleich noch mehrere Male pro Stunde. Weil das Stresssystem im Körper in Alarmbereitschaft ist, schläft man auch nicht so tief, und die erholsame, heilende Wirkung des Schlafs bleibt aus. Im Gegenteil: Der gestörte Schlaf ist ein echter Stress- und Belastungsfaktor für den Körper, und man wacht am Morgen vollkommen gerädert auf.

Solche Atemaussetzer sind eine Riesenbelastung für das Herz-Kreislauf-System. Es ist in etwa so, als würde man im Auto die ganze Zeit nur im ersten Gang fahren und abwechselnd Gas geben und abbremsen. Irgendwann wird der Motor das nicht mehr mitmachen und den Geist aufgeben. Herz und Kreislauf sind also enorm gestresst, was auf Dauer zu Herzkrankheiten, Arterienverkalkung und einem Schlaganfall führen kann (fast sechzig Prozent aller Schlaganfallpatienten leiden an Schlafapnoe). Besonders gefährlich erscheinen die Atempausen im Traumschlaf, wenn die Muskulatur am meisten erschlafft ist. Eine Schlafapnoe tritt für gewöhnlich aufgrund einer Atemwegsverengung auf, und die im Schlaf erschlaffte Zunge verstärkt diese noch. Im Gegensatz zum Tiefschlaf ist im Traumschlaf der Herzrhythmus auch weniger stabil. Die Schlaganzahl pro Minute kann stark variieren und bewegt sich zwischen sechzig, achtzig, fünfzig und hundert Schlägen hin und her. Wenn man in diesem Stadium eine Apnoe bekommt, belastet dies das Herz-Kreislauf-System zusätzlich. Deshalb treten Herzinfarkte bei Menschen mit unbehandelter Schlafapnoe nicht selten im Traumschlaf auf, der überwiegend gegen Ende der Nacht oder in den frühen Morgenstunden stattfindet.

Es gibt zwei Arten von Schlafapnoe: die obstruktive und die zentrale Schlafapnoe. Letztere ist eher selten und wird durch eine Fehlfunktion des Atemzentrums im Gehirn ausgelöst. Die

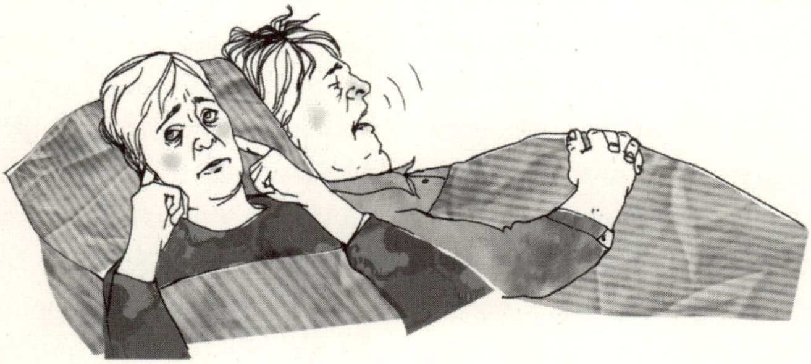

obstruktive Schlafapnoe ist die am weitesten verbreitete Variante, und wenn wir in diesem Buch von Schlafapnoe sprechen, beziehen wir uns dabei auf sie. Ihre Ursachen können folgende sein:

Übergewicht Lagert sich am Hals viel Fett an, hat dies eine Verengung der oberen Atemwege zur Folge. Weil sich die oberen Atemwege insbesondere im Traumschlaf entspannen, kann die Verengung Atemaussetzer verursachen.

Alter Unser Muskeltonus verschlechtert sich mit zunehmendem Alter. Die Muskeln, die die oberen Atemwege stützen, geben nach, sinken im Schlaf noch mehr zusammen und verengen dadurch die Atemwege.

Kiefer Bei manchen Menschen passen Ober- und Unterkiefer anatomisch nicht richtig aufeinander. Wenn sich die Zunge dann im Schlaf entspannt, kann sie durch die Fehlstellung der Kieferpartien leichter nach hinten rutschen und die oberen Atemwege verschließen.

Schilddrüsenunterfunktion Wenn die Schilddrüse nicht ausreichend Schilddrüsenhormone produziert, steigt das Risiko für Übergewicht. Außerdem kann die Schildrüsenunterfunktion zu einer Vergrößerung der Zunge führen und die Funktion von Muskeln in den oberen Atemwegen stören. All dies erhöht das Risiko einer Schlafapnoe.

Zu viel Alkohol Übermäßiger Alkoholkonsum kurz vor dem Schlafengehen kann zu vorübergehenden Atemaussetzern im Schlaf führen, da der Alkohol für eine Erschlaffung des Muskeltonus sorgt.

Doch wie erkennt man, ob man an einer Schlafapnoe leidet oder nicht? Die meisten Betroffenen erfahren es tatsächlich von ihren

Partnern, die meist aufwachen, wenn der Betroffene im Schlaf nach einer Apnoe tief nach Luft schnappt. Man liest immer wieder, dass geschätzt gut fünf Prozent der Bevölkerung unter Schlafapnoe leiden, doch die Dunkelziffer ist vermutlich weit höher. Singles, die von ihrem Partner nicht auf die Apnoe aufmerksam gemacht werden, sind sich des Problems wahrscheinlich gar nicht bewusst, weil man selbst von der Apnoe nicht unbedingt aufwacht.

Es gibt jedoch verschiedene Anzeichen, die darauf hindeuten können, dass man an einer Schlafapnoe leidet, und die jeder an sich überprüfen kann: Obwohl man nachts viele Stunden geschlafen hat, ist man tagsüber ständig müde und trinkt deshalb pausenlos Kaffee. Man schläft länger als andere Menschen und/oder macht nachmittags gern ein Nickerchen, um den minderwertigen Nachtschlaf zu kompensieren. Bei einer unbehandelten obstruktiven Schlafapnoe kommt es auch oft zu hohem Blutdruck sowie zu häufigem Schwitzen und wiederholten Toilettengängen in der Nacht.

Nicht selten wird die Schlafapnoe auch entdeckt, wenn man sich wegen Schlafstörungen in ärztliche Behandlung begibt. Bei einem Verdacht auf Schlafapnoe klopft der Arzt mögliche Risikofaktoren ab und überweist einen dann ins Schlaflabor.

IST SCHNARCHEN EIN SYMPTOM FÜR SCHLAFAPNOE?

Schnarchen (das durch die Vibration unseres weichen Gaumensegels zustande kommt), beeinträchtigt zwar die Atmung, löst aber keine Atemaussetzer aus. Man hat dabei immer noch ausreichend Sauerstoff im Blut. Schnarchen ist somit nicht automatisch ein Zeichen für eine Schlafapnoe. Allerdings werden die Nerven im Hals, die für die Aufrechterhaltung des

Muskeltonus des oberen Atemapparates wichtig sind, durch die Vibrationen beeinträchtigt und manchmal auch beschädigt. Dadurch erhöht sich natürlich das Risiko, an einem obstruktiven Schlafapnoe-Syndrom zu erkranken.

MASSNAHMEN GEGEN SCHLAFAPNOE

Schlafapnoe lässt sich auf verschiedene Arten behandeln, am häufigsten ist wohl die CPAP-Beatmung (eine Abkürzung für *continuous positive airway pressure*), auch »Überdrucktherapie« genannt. Dabei wird über eine Maske, die man meist über Mund und Nase trägt, Luft, die zuvor aus der Raumluft angesogen wurde, mit Druck weit in den Rachen hineingepresst, um ein Erschlaffen der Atemmuskulatur zu verhindern und eine gleichmäßige Sauerstoffzufuhr zu gewährleisten. Laut verschiedener Studien lindert diese Behandlung nicht nur die Schlafapnoe, sie reduziert auch das Risiko zur Entwicklung von Herz-Kreislauf-Problemen. In einer randomisierten, placebokontrollierten Untersuchung fanden Forscher heraus, dass bei Schlafapnoe-Patienten, die mit der CPAP-Beatmung behandelt wurden, der Ruhepuls nach zwei Wochen viel niedriger war als bei der Kontrollgruppe (ein hoher Ruhepuls kann zu einem erhöhten Herz-Kreislauf-Risiko und damit zu einer erhöhten Sterblichkeit führen). Die Kontrollgruppe litt an der gleichen Schlafapnoe-Form, hatte jedoch keine Behandlung erhalten. Die Verbesserung der Ruhepulswerte ist in etwa mit der Wirkung vergleichbar, die Betablocker erzielen. Das sind Medikamente, die den Blutdruck senken und das Zusammenspiel zwischen Vorhöfen und Herzkammern verbessern.

Eine weitere Möglichkeit zur Behandlung einer Schlafapnoe ist ein Zungenschrittmacher, der mithilfe von Elektroden an der Zungenwurzel verhindert, dass die Zungenmuskulatur erschlafft und die Zunge während des Schlafs in den Rachen zurückfällt. Falls die Atemaussetzer darauf zurückzuführen sind, kann eine individuell angepasste Beißschiene vom Zahnarzt helfen, das Zurückfallen der Zunge im Schlaf zu verhindern.

Übrigens sollte man – wenn es der Gesundheitszustand erlaubt – das Schlafen auf dem Rücken möglichst vermeiden. Weil die Atemwege in der Rückenlage stärker blockiert sind als in der Seiten- oder Bauchlage, kann sich die Schlafapnoe nämlich noch verschlimmern. Da es aber nicht so einfach ist, Schlafgewohnheiten zu ändern, gibt es einen kleinen Trick, mit dem man verhindern kann, dass man sich im Schlaf immer wieder auf den Rücken dreht. Dazu braucht man ein T-Shirt mit Brusttasche und einen Tennisball. Dieser wird in die Brusttasche gesteckt, die Tasche zugenäht und das T-Shirt mit der Vorderseite nach hinten angezogen. Weil die Rückenlage durch den Tennisball im Rücken sehr unbequem wird, vermeidet man sie automatisch.

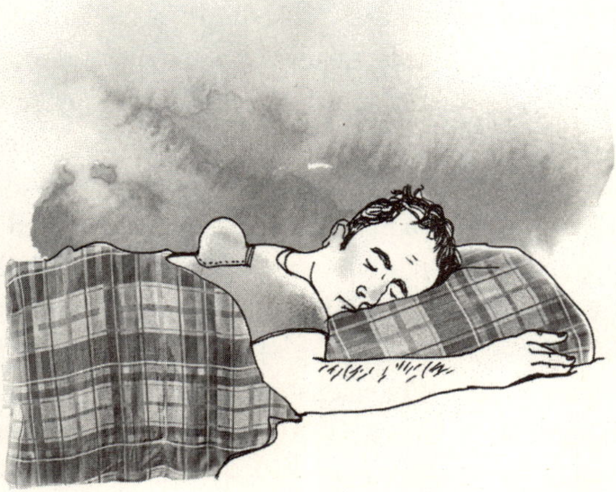

TIMING VON HERZOPERATIONEN

Einer französischen Studie zufolge traten Komplikationen nach Herzoperationen häufiger auf, wenn die Patienten morgens operiert worden waren, als wenn die OP nachmittags stattgefunden hatte. Man untersuchte den Gesundungsverlauf von 596 Personen, denen neue Herzklappen eingesetzt worden waren. Bei der Hälfte der Patienten waren die Herzklappen am Morgen, bei den anderen am Nachmittag erneuert worden. Nach der OP wurden fünfhundert Tage lang alle schwerwiegenden Herzprobleme der Patienten dokumentiert, wie Herzinfarkt oder Tod aufgrund von Herzversagen.

Es stellte sich heraus, dass das Risiko für gravierende Komplikationen bei den Patienten, die nachmittags operiert worden waren, um fünfzig Prozent geringer war als bei den Morgenpatienten. Doch was war der Grund dafür? Um das herauszufinden, entnahm man bei mehreren Patienten beider Gruppen Proben des Herzgewebes. Die Analyse ergab, dass die Gewebeproben der Nachmittagspatienten schneller ihre Fähigkeit wiedererlangten, sich zusammenzuziehen (dazu wurde eine Situation nachgeahmt, die der entsprach, wenn das Herz mit Blut gefüllt ist). In einer genetischen Untersuchung der Proben stellten die Wissenschaftler fest, dass 287 Gene, die am Schlaf-wach-Rhythmus beteiligt sind, bei den Nachmittagspatienten aktiver waren als bei den Morgenpatienten. Das könnte darauf hindeuten, dass das Herz vom Schlaf-wach-Rhythmus gesteuert wird und dass seine selbstreparierenden Eigenschaften morgens weniger effektiv sind als abends.

NACHTFASTEN – EINE HERZENSANGELEGENHEIT?

Wie bereits erwähnt, werden beschädigte Proteine im Herzen im Schlaf durch neue, frische Proteine ausgetauscht. Das zeigten zumindest Tierversuche an der Universität von Alabama in den USA. Und es ist eine mögliche Erklärung dafür, warum Schlaf für die Gesundheit des Herzens so wichtig ist. Die Tierversuche ergaben aber auch, dass dieser Mechanismus nicht mehr griff, wenn man den Tieren nachts etwas zu fressen gab.

Sollten die Ergebnisse der Tierversuche auf den Menschen übertragbar sein, hieße das: Wenn man in der Zeit, in der man eigentlich schlafen sollte, etwas isst, wird die Regenerationsfähigkeit des Herzens beeinträchtigt. Das könnte vielleicht auch erklären, warum Intervallfasten das Risiko für Herz-Kreislauf-Erkrankungen senken kann. Es bleiben aber noch viele Fragen offen. Was genau sorgt für die Reparatur des Herzens – der Schlaf oder das Fasten? Und entwickelt das Fasten seine Kraft wirklich nur nachts?

DIE HEILWIRKUNG VON MELATONIN

Das Schlafhormon Melatonin ist ein potentes Antioxidans. Allerdings braucht der Körper das Hormon auch, um Herz und Puls im Schlaf auf ein niedrigeres Niveau herunterzufahren und damit den ersehnten Erholungseffekt zu erzielen. Durch Experimente konnte man nun nachweisen, dass sich bei Patienten mit hohem Blutdruck und niedrigem Melatoninspiegel in der Nacht nicht im selben Ausmaß ein puls- und blutdrucksenkender Effekt zeigte wie bei Menschen mit ausreichender Melatoninproduktion. Und bei Patienten, die Betablocker einnehmen, ist häufig die Melatoninausschüttung reduziert. Darüber hinaus hat man festgestellt, dass diese Patienten nicht so gut schlafen, wodurch das Herz nachts nicht ausreichend regenerieren kann. Vielleicht wäre es ja eine gute Idee, diesen Menschen vor dem Zubettgehen Melatonin zu verabreichen?

SEIEN SIE NETT ZU SICH SELBST!

Die Forschung über die Bedeutung des Schlafs für unsere Gesundheit hat schon viele sehr interessante Erkenntnisse zutage gefördert. Und sie zeigt deutlich, dass es mindestens genauso wichtig ist, auf einen guten Schlaf zu achten, wie Sport zu treiben und sich gesund zu ernähren. Die positiven Auswirkungen des Schlafs auf unser gesamtes Leben – von unseren Gefühlen bis hin zum Herz-Kreislauf-System – sind immens. Und deshalb war es uns ein Anliegen, dieses aufschlussreiche Wissen mit Ihnen zu teilen.

Eines können wir aber gar nicht oft genug betonen: Wenn Sie zu den Menschen gehören, die manchmal unter Schlafstörungen leiden, dürfen Sie sich jetzt auf keinen Fall unter Druck setzen oder mit sich hadern! Jeder hat und kennt diese Phasen im Leben, in denen man einfach nicht gut schläft. Das Beste ist, dies ruhig hinzunehmen und so zu akzeptieren, wie es ist. Je mehr Sorgen man sich darüber macht, zu wenig Schlaf zu bekommen, desto mehr Cortisol (Stresshormon) schüttet der Körper aus – und das erschwert das Einschlafen zusätzlich. Und vor allem wird es schwierig, in den erholsamen Tiefschlaf zu fallen.

Wer nicht gut schläft, den quälen womöglich Gedanken wie: »Wenn ich nicht schlafe, bekomme ich Krebs, Übergewicht oder Alzheimer. Meine Zukunft sieht düster aus.« Das muss man aber immer in Relation zu anderen Risikofaktoren setzen. Zwar stimmt es durchaus, zu sagen, dass sich das Risiko einer Alzheimer-Diagnose um fünfzig Prozent erhöht, wenn Sie über weite Strecken Ihres Lebens schlecht schlafen. Doch machen Sie sich klar, worauf sich diese fünfzig Prozent beziehen: Es handelt sich um fünfzig Prozent mehr als Ihr ursprüngliches, individuelles Risiko, an Alzheimer zu erkranken. Und das ist bei jedem Menschen unterschiedlich groß. Es hängt davon ab, ob die Krankheit schon einmal in Ihrer Familie vorgekommen ist, wie Sie sich ernähren, wie viel Sport Sie treiben und wie viel Sie sich generell im Alltag bewegen. Ob Sie rauchen und auch ob Sie ein reges Sozialleben haben oder nicht. Anders ausgedrückt: Es ist das große Ganze, was zählt.

Ja, wir möchten mit diesem Buch gern über die aktuelle Schlafforschung und die Bedeutung des Schlafs für unser Leben informieren. Gleichzeitig möchten wir aber darauf hinweisen, dass der Schlaf nur einer von vielen Eckpfeilern eines gesunden Lebens ist. Wenn Sie im Bett liegen, alle Lichter gelöscht sind, der Raum kühl und dunkel ist und Sie dennoch nicht einschlafen können, dann bleiben Sie ruhig! Statt in Panik zu verfallen, alle zwei Minuten auf die Uhr zu schauen und sich voller Sorge zu fragen, wie in aller Welt Sie den morgigen Arbeitstag nur überstehen sollen, machen Sie sich lieber klar, dass diese Zeit, in der Sie ganz in Ruhe im Bett liegen können, eine echte, hochwertige Auszeit für Sie ist. Selbst wenn Sie nicht schlafen wie ein Baby! Natürlich ist der nächtliche Schlaf für Körper und Geist die perfekte Erholung, doch auch wenn Sie nicht einschlafen können, bedeutet es schon eine Wohltat für Körper und Geist, wenn Sie einfach nur im Dunkeln liegen bleiben und sich ausruhen. Schalten Sie kein Licht ein, lassen Sie Ihr Handy aus (am besten liegt es gar nicht erst im Schlafzimmer), und machen Sie sich auch keinesfalls auf den Weg in die Küche, um den Kühlschrank zu plündern. Denn dann sinkt der Melatoninspiegel und der Verdauungstrakt glaubt, die Nacht wäre vorbei, was das Einschlafen selbstverständlich zusätzlich erschwert. Wenn Sie aber im Dunkeln liegen bleiben, ist das Gehirn von äußeren Eindrücken weitgehend abgeschirmt und kann sich ausruhen – vielleicht nicht optimal, aber immerhin ein wenig. Morgens, wenn Sie aufstehen, Ihre Augen das Tageslicht wahrnehmen und Sie eine Tasse Kaffee trinken und etwas Gutes essen, eichen Sie Ihre innere Uhr und damit auch den Schlaf-wach-Rhythmus – selbst wenn Sie schlecht geschlafen haben. Und wie Sie in diesem Buch erfahren haben, fördert eine gut eingestellte innere Uhr Ihre Gesundheit und Ihr Wohlbefinden. Sie sorgt zum Beispiel dafür, dass am Abend und in der Nacht das Hormon Melatonin ausgeschüttet wird. Melatonin in der ersten Nachthälfte begünstigt ein Absinken von Blutdruck und Puls und trägt damit zur Regeneration des Herz-Kreislauf-Systems bei. Der beste Effekt, den man durch eine Stabilisierung der inneren Uhr aber erzielen kann, ist die langfristige Verbesserung des Schlafs. Wir können es gar nicht oft genug sagen: Guter Schlaf und echtes Wohlbefinden sind eine »Rund-um-die-Uhr-Aufgabe«.

Was man ebenfalls nicht vergessen darf, ist, dass Schlafstörungen auch die Folge einer zugrunde liegenden Krankheit sein können. Viele unbehandelte Krankheiten, wie beispielsweise eine Schilddrüsenunterfunktion, chronische Schmerzen oder Schlafapnoe können ebenfalls zu Schlafproblemen führen. Zögern Sie deshalb nicht, einen Arzt aufzusuchen, wenn Sie trotz Ihrer Bemühungen, den Schlaf-wach-Rhythmus zu stabilisieren, Ihre Schlafstörungen und die Tagesmüdigkeit einfach nicht loswerden.

Christian und Minna

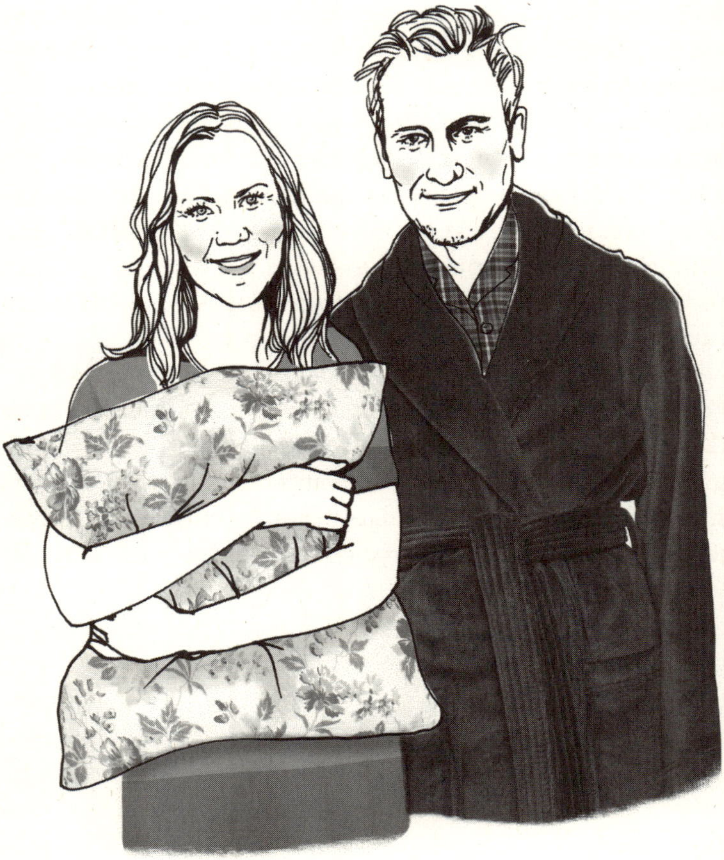

GLOSSAR

Amygdala Eine Gehirnregion, die bei emotionalen Reaktionen wie Freude, Wut oder Angst aktiv ist. Sie ist Teil des → limbischen Systems und kommt in beiden Gehirnhälften vor.

Beta-Amyloid Ein Protein (auch »Alzheimer-Protein« genannt), das durch Wachheit im Gehirn als Abbauprodukt anfällt. Wenn man schlecht schläft, kann sich das Gehirn weniger gut von diesem »Abfall« befreien, der sich nachfolgend anlagern und die Nervenzellen des Gehirns schädigen kann. Auf Dauer kann so eine Demenzerkrankung entstehen.

Cortisol Ein Stresshormon, dessen Anteil im Blut in der ersten Hälfte der Nacht am niedrigsten ist – der Zeit, in der der → Tiefschlaf dominiert. Ein niedriger Cortisolspiegel ist eine Voraussetzung dafür, dass das schlafvorbereitende Hormon → Melatonin produziert werden kann und man einen erholsamen Schlaf durchläuft. Während der Nacht steigt der Cortisolspiegel langsam an, morgens unmittelbar nach dem Aufwachen ist er am höchsten.

Epigenetische Veränderungen Veränderungen der Genexpression aufgrund von äußeren Einflüssen. Je nach Art der epigenetischen Veränderung werden Proteine, die durch Gene kodiert werden, in größeren oder geringeren Mengen produziert, was gegebenenfalls zu unerwünschten Veränderungen der Körperfunktionen führt.

Exekutive Funktionen Fähigkeiten, die es uns erlauben, in Situationen den Überblick zu behalten und zur rechten Zeit die richtigen Entscheidungen zu fällen – also angepasst an die Situation und die Umwelt zu agieren (auch »kognitive Kontrolle« genannt).

Gute exekutive Funktionen benötigt man zum Beispiel beim Autofahren. Durch Schlafmangel werden sie stark beeinträchtigt.

Frontallappen (Stirnlappen) Teil der → Großhirnrinde, in dem Eindrücke verarbeitet werden und der wichtig ist für das Lernen. Er fungiert auch als Impulskontrolle und Vernunftzentrum und spielt eine wichtige Rolle beim Umgang mit Stress, Emotionen und Angst.

Gehirnwellen Sehr vereinfacht ausgedrückt sind Gehirnwellen eine Form der Kommunikation zwischen den Nervenzellen.

Großhirnrinde (Kortex) Eine 3–5 mm dicke gefaltete Schicht am äußeren Rand des Großhirns.

Hippocampus Teil des Gehirns (kommt in beiden Hirnhälften vor), der an der Gedächtnisverankerung und der räumlichen Orientierung, aber auch an der Emotionsregulierung beteiligt ist. Er gehört zum → limbischen System.

Insomnie Medizinischer Fachausdruck für Schlaflosigkeit oder Schlafstörungen.

Leichtschlaf Der erste Teil des Schlafzyklus, der anschließend in den → Tiefschlaf und danach in den → Traumschlaf übergeht. Der Leichtschlaf setzt sich zusammen aus der Schlafphase 1, in der man nur sehr oberflächlich schläft (diese Phase macht nur fünf Prozent des gesamten Schlafs aus), und der Schlafphase 2, die deutlich länger ist, in der die Gehirnwellen langsamer werden und sich zunehmend mehr Schlafspindeln bilden. In der späteren Phase wird vor allem das prozedurale Gedächtnis konsolidiert, in dem Fertigkeiten wie Radfahren, Tischtennis oder Häkeln verankert werden.

Limbisches System Besteht aus einer eng vernetzten Gruppe von Hirnarealen, die Empfindungen wie Sorge um den Nachwuchs, Angst, Liebe, Lust und Spieltrieb steuern. Dazu gehören Hirnbereiche wie beispielsweise der → Hippocampus und die → Amygdala. Das Gefühlsleben ist somit größtenteils im limbischen System enthalten. Das limbische System spielt außerdem eine wichtige Rolle bei der Bildung von Erinnerungen.

Melatonin Das Hormon Melatonin ist für das Timing unseres Schlafs zuständig. Seine Produktion wird vor allem von der inneren Hauptuhr (der *master clock*) gesteuert, und es sorgt dafür, dass unser Körper sich auf den Schlaf einstimmt.

Motorkortex Der Teil der → Großhirnrinde, der für Bewegungsabläufe eine wichtige Rolle spielt und in dem das prozedurale Gedächtnis verankert wird (also Erinnerungen, die mit praktischen Fertigkeiten verknüpft sind wie Nähen, Laufen oder Malen).

Nucleus suprachiasmaticus Der suprachiasmatische Kern (SCN) im Gehirn ist der Motor unseres Schlaf-wach-Rhythmus und unsere innere *master clock* (die Hauptuhr). Der Nucleus suprachiasmaticus sitzt direkt über dem Sehnerv und steuert, wann wir wach sind und wann wir schlafen. Externe Lichtsignale werden von den lichtempfindlichen Nervenzellen in der Netzhaut des Auges (den sogenannten Ganglienzellen) in ein chemisches Signal umgewandelt, das über den Sehnerv an den SCN weitergeleitet wird. Dieser informiert dann alle anderen inneren Uhren unseres Körpers über die aktuelle Tageszeit.

Schlafapnoe Regelmäßige Atemaussetzer im Schlaf, die mindestens zehn Sekunden anhalten. Kommen diese mehr als fünfmal pro Stunde vor, sollte ein Arzt zu Rate gezogen werden. In derartig langen Atempausen kann der Sauerstoffgehalt des Blutes um fünf bis zehn Prozent sinken. Das ist für den Körper und vor allem das Herz äußerst belastend. Menschen mit Schlafapnoe haben weniger erholsamen Tiefschlaf und erwachen deshalb stets mit einer großen → Schlafschuld.

Schlafschuld Eine Art Schlafdefizit. Wenn man gut ausgeruht erwacht, hat man keine Schlafschuld, sie baut sich aber mit jeder wachen Stunde weiter auf. Geht man dann spät abends zu Bett und steht morgens sehr früh auf, kann man seine Schlafschuld in der Nacht nicht zurückzahlen und wacht mit einem Minus auf dem Konto auf. Wer in der Nacht nur einen geringen Anteil → Tiefschlaf hat, kann seine Schlafschuld nicht komplett begleichen.

Schlafspindeln Schnelle, rhythmische Gehirnwellen (zehn bis 15 Wellen pro Sekunde), die vom Thalamus an die Großhirnrinde geschickt werden. Sie sind vergleichbar mit einer lauten, durchdringenden Stimme, die von der → Großhirnrinde deutlich vernommen wird und bei der Verfestigung von Neuerlerntem eine zentrale Rolle spielt.

Schlafzyklen Der Schlaf ist nicht nur in vier Phasen aufgeteilt, man durchläuft während der Nacht auch mehrere Zyklen. Diese dauern normalerweise zwischen neunzig und 120 Minuten und umfassen alle vier Schlafphasen: Schlafphase 1 und 2 (→ Leichtschlaf), Schlafphase 3 (→ Tiefschlaf) und Schlafphase 4 (→ Traumschlaf).

Sozialer Jetlag Bleibt man am Wochenende abends lange auf und steht morgens erst spät auf, verstellt man dadurch seine inneren Uhren nach hinten. Am Sonntagabend müssen die inneren Uhren dann wieder nach vorne verschoben werden, man muss also früher ins Bett gehen. Da das Umstellen unserer inneren

Uhren ein bis drei Tage dauern kann, durchlaufen wir am Wochenanfang einen sogenannten sozialen Jetlag. Dieser kann sich auf die Produktivität bei der Arbeit am Montagmorgen ähnlich gravierend auswirken wie ein Flug über verschiedene Zeitzonen.

Synaptisches Downscaling Im → Tiefschlaf erholt sich unser Gehirn, indem es überflüssige Verbindungen zwischen den Nervenzellen (Synapsen) kappt, die tagsüber im Wachzustand gebildet wurden. Das schafft Platz, um am folgenden Tag ausreichend Kapazitäten zum Erlernen neuer Dinge zu haben. Nur einen Bruchteil der neuen Verbindungen empfindet das Gehirn als wichtig genug, um sie im Gedächtnis zu verankern.

Thalamus Bereich des Gehirns, den man auch als »Tor zum Bewusstsein« bezeichnet. Alle sensorischen Informationen (außer Düfte) gelangen über den Thalamus in die → Großhirnrinde, wo sie analysiert und eingeordnet werden.

Tiefschlaf Phase 3 der vier Schlafphasen und zugleich die wertvollste, da im Tiefschlaf Gehirn und Körper in die tiefste Erholungsphase eintreten. In dieser Schlafphase finden ausgiebige Reparaturarbeiten statt, wichtige Fakten werden im Gedächtnis konsolidiert, und das Gehirn reinigt sich selbst von überflüssigen Erinnerungen, um für den kommenden Tag Platz für neues Wissen zu schaffen (→ synaptisches Downscaling).

Traumschlaf (REM-Schlaf) Schlafphase 4. In dieser Phase zeigt das Gehirn eine Aktivität, die an den Wachzustand erinnert. Sie zeichnet sich anfänglich durch schnelle Augenbewegungen aus, sogenannte *rapid eye movements* (REM). Im Traumschlaf wird außerdem die willkürliche Muskulatur geblockt. Gedächtnisspuren werden ganz zufällig aktiviert, und der vernunftbetonte → Frontallappen, der uns unter anderem bei der Impulskontrolle hilft, ist auf Stand-by-Modus geschaltet. Dies könnte erklären, warum unsere Träume häufig wirr und unzusammenhängend sind. Der Traumschlaf ist mit einem kreativen Prozess vergleichbar, in dem neue Assoziationen geschaffen werden, um die Umwelt besser zu verstehen. Er hilft auch bei der Entschärfung von emotionalen Erinnerungen, damit man mit weniger Angst und Sorgen erwacht.

QUELLENANGABEN

An dieser Stelle sämtliche Quellen anzugeben, die in irgendeiner Weise in unser Buch eingeflossen sind, ist leider unmöglich. Zudem werden in diesem Bereich der Forschung ständig neue, interessante Ergebnisse veröffentlicht. Wir haben aber versucht, diejenigen Quellen und Studien zusammenzutragen, die die Grundlage für die Schlussfolgerungen bilden, die wir in diesem Buch ziehen. Wir bitten um Nachsicht, falls uns dabei etwas entgangen sein sollte.

Akerstedt, Torbjörn et al. »Sleep disturbances, work stress and work hours: a cross-sectional study.« *Journal of Psychosomatic Research*, Ausgabe 53, Nr. 3, 2002. S. 741-8.

Akerstedt, Torbjörn. »Shift work and disturbed sleep/wakefulness.« *Occupational Medicine*, Ausgabe 53, Nr. 2, 2003. S. 89-94.

Akerstedt, Torbjörn et al. »Sleep duration and mortality – Does weekend sleep matter?« *Journal of Sleep Research*, Ausgabe 28, Nr. 1, 2019. S. A331-A332.

Axelsson, John et al. »Beauty sleep: experimental study on the perceived health and attractiveness of sleep deprived people.« *The B M J*, Ausgabe 341, 2010.

Bass, Joseph und Joseph S. Takahashi. »Circadian integration of metabolism and energetics.« *Science*, Ausgabe 330, Nr. 6009, 2010. S. 1349-54.

Bass, Joseph. »Circadian topology of metabolism.« *Nature*, Ausgabe 491, 2012. S. 348-56.

Ben-Dov, Iddo Z. et al. »Predictors of all-cause mortality in clinical ambulatory monitoring: unique aspects of blood pressure during sleep.« *Hypertension*, Ausgabe 49, 2007. S. 1235-41.

Benedict, Christian et al. »Acute sleep deprivation reduces energy expenditure in healthy men.« *The American Journal of Clinical Nutrition*, Ausgabe 93, Nr. 6, 2011. S. 1229-36.

Benedict, Christian et al. »Self-reported sleep disturbance is associated with Alzheimer's disease risk in men.« *Alzheimer's & Dementia*, Ausgabe 11, Nr. 9, 2015. S. 1090-97.

Benedict, Christian et al. »Gut microbiota and glucometabolic alterations in response to recurrent partial sleep deprivation in normal-weight young individuals.« *Molecular Metabolism*, Ausgabe 5, Nr. 12, 2016. S. 1175-86.

Besedovsky, Luciana et al. »Sleep and immune function.« *Pflügers Archiv – European Journal of Physiology*, Ausgabe 463, Nr. 1, 2012. S. 121-37.

Borbély, Alexander A. »A Two Process Model of Sleep Regulation.« *Human Neurobiology*, 1982. S. 195-204.

Brenner, Susanne et al. »Sleep-disordered breathing and heart failure: a dangerous liaison.« *Trends in Cardiovascular Medicine*, Ausgabe 18, Nr. 7, 2008. S. 240-47.

Buxton, Orfeu M. et al. »Sleep restriction for 1 week reduces insulin sensitivity in healthy men.« *Diabetes*, Ausgabe 59, Nr. 9, 2010. S. 2126-33.

Buxton, Orfeu M. et al. »Adverse metabolic consequences in humans of prolonged sleep restriction combined with circadian disruption.« *Science Translational Medicine*, Ausgabe 4, Nr. 129, 2012. S. 129ra43.

Caples, Sean M. et al. »Sleep-disordered breathing and cardiovascular risk.« *Sleep*, Ausgabe 30, Nr. 3, 2007. S. 291-303.

Carter, Ben et al. »Association Between Portable Screen-Based Media Device Access or Use and Sleep Outcomes: A Systematic Review and Meta-analysis.« *JAMA Pediatrics*, Ausgabe 170, Nr. 12, 2016. S. 1202-08.

Cedernaes, Jonathan et al. »Short Sleep Makes Declarative Memories Vulnerable to Stress in Humans.« *Sleep*, Ausgabe 38, Nr. 12, 2015. S. 1861-68.

Cedernaes, Jonathan et al. »Determinants of shortened, disrupted, and mistimed sleep and associated metabolic health consequences in healthy humans.« *Diabetes*, Ausgabe 64, Nr. 4, 2015. S. 1073-80.

Cedernaes, Jonathan et al. »Candidate mechanisms underlying the association between sleep-wake disruptions and Alzheimer's disease.« *Sleep Medicine Reviews*, Ausgabe 31, 2017. S. 102-111.

Cedernaes, Jonathan et al. »Acute sleep loss results in tissue-specific alterations in genome-wide DNA methylation state and metabolic fuel utilization in humans.« *Science Advances*, Ausgabe 4, Nr. 8, 2018. S. Eaar8590.

Chang, Anne-Marie et al. »The human circadian system adapts to prior photic history.« *The Journal of Physiology*, Ausgabe 589, Nr. 5, 2011. S. 1095-102.

Chang, Anne-Marie et al. »Evening use of light-emitting eReaders negatively affects sleep, circadian timing, and next-morning alertness.« *PNAS*, Ausgabe 112, Nr. 4, 2015. S. 1232-37.

Chapman, Colin D. et al. »Acute sleep deprivation increases food purchasing in men.« *Obesity*, Ausgabe 21, Nr. 12, 2013. S. E555-E560.

Clark, Ian und Hans-Peter Landolt. »Coffee, caffeine, and sleep: A systematic review of epidemiological studies and randomized controlled trials.« *Sleep Medicine Reviews*, Ausgabe 31, 2017. S. 70-78.

Czeisler, Charles A. et al. »Timing of REM sleep is coupled to the circadian rhythm of body temperature in man.« *Sleep*, Ausgabe 2, Nr. 3, 1980. S. 329-46.

Czeisler, Charles A. et al. »Bright light resets the human circadian pacemaker independent of the timing of the sleep-wake cycle.« *Science*, Ausgabe 233, Nr. 4767, 1986. S. 667-71.

Czeisler, Charles A. et al. »Human sleep: its duration and organization depend on its circadian phase.« *Science*, Ausgabe 210, Nr. 4475, 1980. S. 1264-67.

Czeisler, Charles A. et al. »Stability, precision, and near-24-hour period of the human circadian pacemaker.« *Science*, Ausgabe 284, Nr. 5423, 1999. S. 2177-81.

de Vivo, Luisa et al. »Ultrastructural evidence for synaptic scaling across the wake/sleep cycle.« *Science*, Ausgabe 355, Nr. 6324, 2017. S. 507-10.

Diekelmann, Susanne und Jan Born. »The memory function of sleep.« *Nature Reviews Neuroscience*, Ausgabe 11, Nr. 2, 2010. S. 114-26.

Gill, Shubhroz und Satchidananda Panda. »A Smartphone App Reveals Erratic Diurnal Eating Patterns in Humans that Can Be Modulated for Health Benefits.« *Cell Metabolism*, Ausgabe 22, Nr. 5, 2015. S. 789-98.

Golder, Scott A. und Michael W. Macy. »Diurnal and seasonal mood vary with work, sleep, and daylength across diverse cultures.« *Science*, Ausgabe 333, Nr. 6051, 2011. S. 1878-81.

Goldstein, Andrea N. und Matthew P. Walker. »The role of sleep in emotional brain function.« *Annual Review of Clinical Psychology*, Ausgabe 10, 2014. S. 679-708.

Gottlieb, Daniel J. et al. »Sleep deficiency and motor vehicle crash risk in the general population: a prospective cohort study.« *B M C Medicine*, Ausgabe 16, Nr. 1, 2018. S. 44.

Gozal, David et al. »Obstructive sleep apnea and cancer: Epidemiologic links and theoretical biological constructs.« *Sleep Medicine Reviews*, Ausgabe 27, 2016. S. 43-55.

Hakim, Fahed et al. »Fragmented sleep accelerates tumor growth and progression through recruitment of tumor-associated macrophages and TLR4 signaling.« *Cancer Research*, Ausgabe 74, Nr. 5, 2014. S. 1329-37.

Irwin, Michael et al. »Partial sleep deprivation reduces natural killer cell activity in humans.« *Psychosomatic Medicine*, Ausgabe 56, Nr. 6, 1994. S. 493-98.

Irwin, Michael et al. »Partial night sleep deprivation reduces natural killer and cellular immune responses in humans.« *The FASEB Journal*, Ausgabe 10, Nr. 5, 1996. S. 643-53.

Karni, Avi et al. »Dependence on REM sleep of overnight improvement of a perceptual skill.« *Science*, Ausgabe 265, Nr. 5172, 1994. S. 679-82.

Lange, Tanja et al. »Sleep enhances the human antibody response to hepatitis A vaccination.« *Psychosomatic Medicine*, Ausgabe 65, Nr. 5, 2003. S. 831-35.

Lange, Tanja et al. »Sleep after vaccination boosts immunological memory.« *The Journal of Immunology*, Ausgabe 187, Nr. 1, 2011. S. 283-90.

Lucas, Robert J. et al. »Regulation of the mammalian pineal by non-rod, non-cone, ocular photoreceptors.« *Science*, Ausgabe 284, Nr. 5413, 1999. S. 505-7.

Maingret, Nicolas et al. »Hippocampo-cortical coupling mediates memory consolidation during sleep.« *Nature Neuroscience*, Ausgabe 19, Nr. 7, 2016. S. 959-64.

Mander, Bryce A. et al. »Sleep and Human Aging.« *Neuron*, Ausgabe 94, Nr. 1, 2017. S. 19-36.

Maquet, Pierre et al. »Experience-dependent changes in cerebral activation during human REM sleep.« *Nature Neuroscience*, Ausgabe 3, Nr. 8, 2000. S. 831-36.

McHill, Andrew W. et al. »Later circadian timing of food intake is associated with increased body fat.« *The American Journal of Clinical Nutrition*, Ausgabe 106, Nr. 5, 2017. S. 1213-19.

Muzur, Amir et al. »The prefrontal cortex in sleep.« *Trends in Cognitive Sciences*, Ausgabe 6, Nr. 11, 2002. S. 475-81.

Norimoto, Hiroaki et al. »Hippocampal ripples down-regulate synapses.« *Science*, Ausgabe 359, Nr. 6383, 2018. S. 1524-27.

Panda, Satchidananda et al. »Illumination of the melanopsin signaling pathway.« *Science*, Ausgabe 307, Nr. 5709, 2005. S. 600-4.

Peever, John und Patrick M. Fuller. »The Biology of REM Sleep.« *Current Biology*, Ausgabe 27, Nr. 22, 2017. S. R1237-R1248.

Rasch, Björn et al. »Odor cues during slow-wave sleep prompt declarative memory consolidation.« *Science*, Ausgabe 315, Nr. 5817, 2007. S. 1426-29.

Rasch, Björn und Jan Born. »About sleep's role in memory.« *Physiological Review*, Ausgabe 93, Nr. 2, 2013. S. 681-766.

Reiter, Russel J. et al. »Melatonin: a multitasking molecule.« *Progress in Brain Research*, Ausgabe 181, 2010. S. 127-51.

Rångtell, Frida H. et al. »Two hours of evening reading on a self-luminous tablet vs. reading a physical book does not alter sleep after daytime bright light exposure.« *Sleep Medicine*, Ausgabe 23, 2016. S. 111-18.

Saper, Clifford B. et al. »Hypothalamic regulation of sleep and circadian rhythms.« *Nature*, Ausgabe 437, Nr. 7063, 2005. S. 1257-63.

Schmid, Sebastian M. et al. »Short-term sleep loss decreases physical activity under free-living conditions but does not increase food intake under time-deprived laboratory conditions in healthy men.« *The American Journal of Clinical Nutrition*, Ausgabe 90, Nr. 6, 2009. S. 1476-82.

Sigurdardottir, Lara G. et al. »Urinary melatonin levels, sleep disruption, and risk of prostate cancer in elderly men.« *European Urology*, Ausgabe 67, Nr. 2, 2015. S. 191-94.

Simko, Fedor et al. »Elevated heart rate and nondipping heart rate as potential targets for melatonin: a review.« *Journal of Pineal Research*, Ausgabe 61, Nr. 2, 2016. S. 127-37.

Spiegel, Karine et al. »Brief communication: Sleep curtailment in healthy young men is associated with decreased leptin levels, elevated ghrelin levels, and increased hunger and appetite.« *Annals of Internal Medicine*, Ausgabe 141, Nr. 11, 2004. S. 846-50.

Spiegel, Karine et al. »Effects of poor and short sleep on glucose metabolism and obesity risk.« *Nature Reviews Endocrinology*, Ausgabe 5, Nr. 5, 2009. S. 253-61.

Staresina, Bernhard P. et al. »Hierarchical nesting of slow oscillations, spindles and ripples in the human hippocampus during sleep.« *Nature Neuroscience*, Ausgabe 18, Nr. 11, 2015. S. 1679-86.

Stickgold, Robert und Matthew Walker. »To sleep, perchance to gain creative insight?« *Trends in Cognitive Sciences*, Ausgabe 8, Nr. 5, 2004. S. 191-92.

St-Onge, Marie-Pierre et al. »Short sleep duration increases energy intakes but does not change energy expenditure in normal-weight individuals.« *The American Journal of Clinical Nutrition*, Ausgabe 94, Nr. 2, 2011. S. 410-16.

St-Onge, Marie-Pierre et al. »Sleep restriction increases the neuronal response to unhealthy food in normal-weight individuals.« *International Journal of Obesity*, Ausgabe 38, Nr. 3, 2014. S. 411-16.

St-Onge, Marie-Pierre et al. »Fiber and Saturated Fat Are Associated with Sleep Arousals and Slow Wave Sleep.« *Journal of Clinical Sleep Medicine*, Ausgabe 12, Nr. 1, 2016. S. 19-24.

Tamaki, Masako et al. »Night Watch in One Brain Hemisphere during Sleep Associated with the First-Night Effect in Humans.« *Current Biology*, Ausgabe 26, Nr. 9, 2016. S. 1190-94.

Tan, Xiao et al. »Association between long sleep duration and increased risk of obesity and type 2 diabetes: A review of possible mechanisms.« *Sleep Medicine Reviews*, Ausgabe 40, 2018. S. 127-34.

Titova, Olga E. et al. »Associations of self-reported sleep disturbance and duration with academic failure in community-dwelling Swedish adolescents: sleep and academic performance at school.« *Sleep Medicine*, Ausgabe 16, Nr. 1, 2015. S. 87-93.

Tuomi, Tiinamaija et al. »Increased Melatonin Signaling Is a Risk Factor for Type 2 Diabetes.« *Cell Metabolism*, Ausgabe 23, Nr. 6, 2016. S. 1067-77.

Utsugi, Megumi et al. »Relationships of occupational stress to insomnia and short sleep in Japanese workers.« *Sleep*, Ausgabe 28, Nr. 6, 2005. S. 728-35.

Wagner, Ullrich et al. »Sleep inspires insight.« *Nature*, Ausgabe 427, Nr. 6972, 2004. S. 352-55.

Walker, Matthew P. et al. »Dissociable stages of human memory consolidation and reconsolidation.« *Nature*, Ausgabe 425, Nr. 6958, 2003. S. 616-20.

Wittmann, Marc et al. »Social jetlag: misalignment of biological and social time.« *Chronobiology International*, Ausgabe 23, 2006. S. 497-509.

van der Helm, Els et al. »REM sleep depotentiates amygdala activity to previous emotional experiences.« *Current Biology*, Ausgabe 21, Nr. 23, 2011. S. 2029-32.

Yadlapalli, Swathi et al. »Circadian clock neurons constantly monitor environmental temperature to set sleep timing.« *Nature*, Ausgabe 555, Nr. 7694, 2018. S. 98-102.

Yetish, Gandhi et al. »Natural sleep and its seasonal variations in three pre-industrial societies.« *Current Biology*, Ausgabe 25, Nr. 21, 2015. S. 2862-68.

Xie, Lulu et al. »Sleep drives metabolite clearance from the adult brain.« *Science*, Ausgabe 342, Nr. 6156, 2013. S. 373-77.

Zeitzer, Jamie M. et al. »Plasma melatonin rhythms in young and older humans during sleep, sleep deprivation, and wake.« *Sleep*, Ausgabe 30, Nr. 11, 2007. S. 1437-43.

REGISTER

DANKSAGUNG

Christian Benedict: Ich danke meiner Forschergruppe an der Universität Uppsala. Ich möchte auch meiner Familie dafür danken, dass sie meine niemals endende Leidenschaft für die Wissenschaft so tapfer erträgt – ganz gleich zu welcher Tageszeit sie mich packt. (Ja, die Schlafforschung hält mich auch nachts manchmal wach. Ich sollte es eigentlich besser wissen ...) Danke an Cecilia Viklund, die mich davon überzeugt hat, dass dieses Buch geschrieben werden sollte. Danke an Thomas Lundvall für sein kritisches Feedback und an SaraMara, die dieses Buch so schön illustriert hat. Ich möchte außerdem dem Team von Eden Books für die tolle und kritische Zusammenarbeit bei der Erstellung von *Schlaf ist die beste Medizin* danken! Mein Dank geht zudem an Minna, die mit mir dieses Buch geschrieben hat. Und nicht zu vergessen, danke ich allen Schlafforschern und Chronobiologen auf dieser Welt für ihre großartige Arbeit, denn sie bildet die Grundlage für dieses Buch.

Minna Tunberger: Danke, Christian, dass du mir deine Schlafforschung und die Ergebnisse deiner Kollegen auf eine so inspirierende Weise nähergebracht hast und dass du mir das Vertrauen geschenkt hast, all dies aufschreiben zu können. Ich möchte mich auch bei unserer Herausgeberin Cecilia Viklund und dem Lektor Thomas Lundvall bedanken, die beide von Anfang an an das Buch und sein Thema geglaubt haben. Vielen Dank an SaraMara für die wunderschönen Illustrationen. Last, but not least möchte ich Johan Hansson für seine kritische, aber gleichzeitig kreative und mehrdimensionale Sicht auf die Welt danken. Du hast mir gezeigt, wie wichtig die Forschung und die Vermittlung ihrer Ergebnisse an die Allgemeinheit sind. Der Großteil des Buchs entstand bei dir in Uppsala nach meinen langen Gesprächen mit Christian in seinem Arbeitszimmer an der Universität Uppsala. Ich wünschte, du hättest dieses Buch noch lesen können.

WEITERE TITEL VON EDEN BOOKS

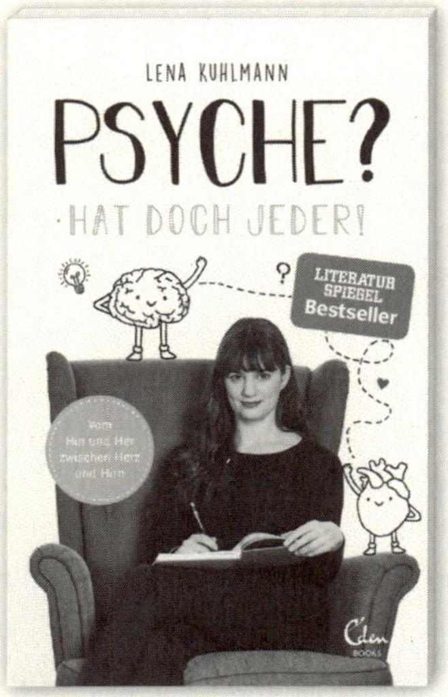

Lena Kuhlmann
PSYCHE? HAT DOCH JEDER!
Vom Hin und Her zwischen Herz und Hirn

256 Seiten | Klappenbroschur
13,5 × 21 cm
€ 16,95 (D) / € 17,50 (A)
Auch als E-Book erhältlich
ISBN: 978-3-95910-150-9

Depressionen, Panikattacken, Essstörungen – psychische Erkrankungen sind uns längst allen ein Begriff. Doch wie entsteht eigentlich ein seelisches Ungleichgewicht? Was ist dann zu tun und was ist das überhaupt genau – diese Psyche? Psychotherapeutin und Bloggerin Lena Kuhlmann räumt auf charmante Art und Weise mit Vorurteilen über psychische Krankheiten auf und berichtet, wie es in psychiatrischen Einrichtungen heute wirklich aussieht. Neben praktischen Tipps, um die Psyche in Schuss zu halten, gibt sie durch persönliche Anekdoten außerdem einen spannenden Einblick in ihre tägliche Arbeit: Psychotherapeuten können zwar keine Gedanken lesen, aber ihr Job besteht aus weit mehr, als nur auf einem gemütlichen Sessel zu sitzen und »Mhm« zu murmeln.

Folgt Lena Kuhlmann auf ihrer Reise durch die menschliche Psyche und schaut hinter die Kulissen ihres Therapeutinnenalltags!

WEITERE TITEL VON EDEN BOOKS

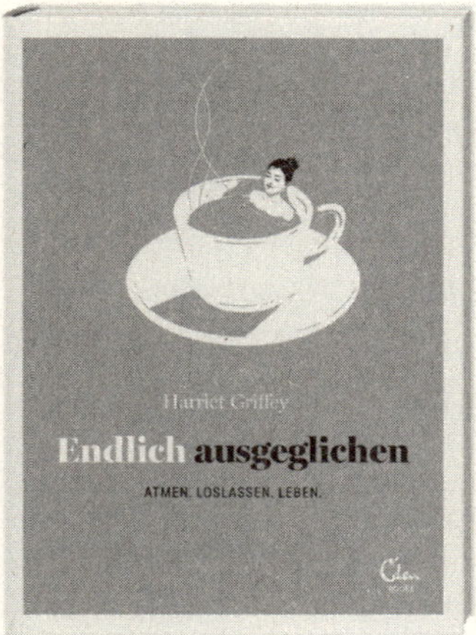

Harriet Griffey
ENDLICH AUSGEGLICHEN
Atmen. Loslassen. Leben

144 Seiten | Hardcover, zweifarbig,
mit vielen Illustrationen
12 × 16 cm
€ 12,95 (D) / € 13,40 (A)
ISBN: 978-3-95910-122-6

Unsere Welt wird immer hektischer: ob Multitasking im Job, Freizeitstress am Wochenende oder Chaos im Straßenverkehr – die Reizüberflutung lauert überall und unsere Verpflichtungen im Alltag wachsen uns über den Kopf. Kein Wunder, dass wir uns nach Ruhe und Ausgleich sehnen! Harriet Griffeys praktischer Anti-Stress-Helfer nimmt uns genau dabei an die Hand. In ihrem Buch erklärt sie, wie wir individuelle Risikofaktoren erkennen und mit welchen Techniken wir richtig entspannen können. Von Achtsamkeitsübungen über Meditation bis hin zu einem organisierten Zuhause stellt die Expertin unterschiedliche Methoden zur Stressbewältigung vor und gibt hilfreiche Tipps für unsere verschiedenen Lebensbereiche. Einfach mal ausgeglichen und ruhig sein? mit diesem aufschlussreichen und stimmungsvoll illustrierten Buch ab jetzt kein Problem mehr!

IMPRESSUM

Christian Benedict
Mit Minna Tunberger
Schlaf ist die beste Medizin
Schlau, schlank und gesund über Nacht – Schlafexperte Dr. Christian Benedict erklärt, wie es geht!
ISBN: 978-3-95910-230-8

Eden Books
Ein Verlag der Edel Germany GmbH

www.edenbooks.de | www.edel.com
1. Auflage 2019

Die AutorInnen haben dieses Buch nach bestem Wissen und Gewissen verfasst. Dennoch können inhaltliche Fehler nicht komplett ausgeschlossen werden. Der Verlag und die AutorInnen übernehmen hierfür keine Haftung. Dieses Buch ist keine Handlungsempfehlung für den Umgang mit Schlafproblemen und ersetzt niemals einen Arztbesuch.

Titel der Originalausgabe: Sömn, sömn, sömn
First published by Bonnier Fakta, Stockholm, Sweden
Published in the German language by arrangement with Bonnier Rights, Stockholm, Sweden

Übersetzung: Melanie Schirdewahn, Tatort Tekst | www.tatort-tekst.de
Projektkoordination: Svenja Monert und Juliane Noßack
Lektorat der deutschen Übersetzung: Kristina Langenbuch Gerez
Lektorat des Originaltextes: Thomas Lundvall
Umschlaggestaltung: Katja Vogt
Coverfoto und Autorenfoto: © Stefan Tell
Illustrationen auf dem Umschlag: Schaf: START-ART / Shutterstock; Schlafmaske: Vera Serg / Shutterstock; Mond: Baranovska Oksana / Shutterstock; Wecker und »ZZZZZ«: Havroshechka / Shutterstock
Layout und Satz: Datagrafix GSP GmbH, Berlin | www.datagrafix.com
Druck und Bindung: optimal media GmbH, Glienholzweg 7, 17207 Röbel/Müritz

Printed in Germany.

Dieses Buch ist auch als E-Book erhältlich.

Um die kulturelle Vielfalt zu erhalten, gibt es in Deutschland und in Österreich die gesetzliche Buchpreisbindung. Für Sie, liebe Leserin und lieber Leser, bedeutet das, dass Ihr verlagsneues Buch jeweils überall dasselbe kostet, egal, ob Sie Ihre Bücher gern im Internet, in einer großen Buchhandlung oder beim kleinen Buchhändler um die Ecke kaufen.

EDEL
FAMILY MEMBER

MIX
Papier aus verantwortungsvollen Quellen
FSC www.fsc.org
FSC® C014496